余尚贞临证验案集

余尚贞　主编

全国百佳图书出版单位
中国中医药出版社
·北京·

图书在版编目（CIP）数据

余尚贞临证验案集 / 余尚贞主编 .—北京：中国中医药出版社，2021.8

ISBN 978-7-5132-6955-1

Ⅰ．①余… Ⅱ．①余… Ⅲ．①中医临床—经验—中国—现代 Ⅳ．① R249.7

中国版本图书馆 CIP 数据核字（2021）第 074639 号

中国中医药出版社出版

北京经济技术开发区科创十三街 31 号院二区 8 号楼

邮政编码　100176

传真　010-64405721

三河市同力彩印有限公司印刷

各地新华书店经销

开本 880×1230　1/32　印张 8　字数 170 千字

2021 年 8 月第 1 版　2021 年 8 月第 1 次印刷

书号　ISBN 978 – 7 – 5132 – 6955 – 1

定价　39.00 元

网址　www.cptcm.com

服 务 热 线　010-64405720
购 书 热 线　010-89535836
维 权 打 假　010-64405753

微信服务号　zgzyycbs
微商城网址　https://kdt.im/LIdUGr
官 方 微 博　http://e.weibo.com/cptcm
天猫旗舰店网址　https://zgzyycbs.tmall.com

如有印装质量问题请与本社出版部联系（010-64405510）

序言

　　余尚贞，主任医师、教授、博士研究生导师，广东省名医也。出身于书香人家、医学世家，而境遇清平，少年随父母下放农村，幸得资质敏慧，未曾荒疏学业，初悟青云之志，深知民间冷暖，感受人心向善，历练坚韧精神。1988年毕业于广州中医学院（今广州中医药大学），其后完成研究生学业，任职于广东省江门市五邑中医院脑病科。而立之年，以中医为主治疗脑病，初露锋芒；不惑之际，领衔建设脑病重点专科，成绩斐然。斯是国家级重点中医脑病专科，人才济济，俱系青壮年，风华正茂。犹雁阵腾起，有头雁则能高远，得合力以显英姿。该科拥有完备之现代高端设备，人有我有，必为我所用，是学术之相互借鉴也。君不见新修病区三座，每座必有煎药设施、针灸火罐、中药敷熨等，一应俱全，是人无我有，守正创新也。尤为可贵者，对急危重病，乃至急诊手术患者，必以中医疗法，早期干预，是胆欲大而心欲小，志欲圆也而行欲方也。是以地处海隅，而声闻远播。

　　笔者与余君，因传承中医学术，初识于2006年夏。其时经双方领导同意，达成拜师意向，召开拜师大会，而分在师徒。每年定期带教两次，早已出师。时至今日，借网络而凭空寄语，学术往来，未曾间断。余君以脑病专科见长，乃笔者所不及；笔者以大内科为主，病种较多，故可互补。前人谓弟子不必不如师，师不必贤于弟子，闻道有先后，术业有专攻。诚哉斯语！

余君精诚敬业，疗效显著，深受群众敬爱。久之，因受惠者传其医术精湛，或其家属，或其亲友，非脑病而求治者渐多，且寄望殷切，难拂厚意。故凡力所能及者，谨慎为之，亦见佳效，是专之与博，根之与叶，相得益彰也。又因心细，所诊之病案，多有留存，积年满箧，犹零珠碎玉，任其闲置，久必湮没，混同泥沙。于是诊务之余，勤加整理，质虽零碎，终非泥沙，或可供巧匠之驱使，不亦乐乎！整理方法，以方证归类为主，辅以病证归类、查房实录，共二十一项，包含个案近百。撰写方法，素描求真，若随心点染，在于读者。病案之下，虽有按语，然属一家之言，有抛砖引玉之实；若有批评，余君愿引以为师。感其恳诚，欣然为序。

梅国强

庚子秋

前言

余尚贞（1965—），出身于医学世家，广东省江门市新会区人。广东省名中医，广东省首批名中医师承项目及广东省余尚贞名中医传承工作室指导老师，暨南大学博士生导师，湖南中医药大学硕士生导师，广州中医药大学兼职教授，江门市五邑中医院脑病科学术带头人。

余尚贞医术精湛，广受国内外广大患者尊敬。曾受意大利富豪邀请，远赴该国为其诊病，获得赞誉；并率领国务院侨办中医关怀团到美国和拉美国家巡回讲演和义诊，获得国外人士的高度评价，带动了一股中医热。余尚贞行医执教30余年，一直在临床一线努力工作，为中医事业尽心尽力，为振兴中医作出了应有的贡献。

2020年在抗击新冠肺炎疫情的过程中，余尚贞提出中医治疫"辟瘟、净秽、普济、辨治"四管齐下的"四重奏"方案，对本地区疫情的控制起到了重要作用。

在担任繁重的行政工作的同时，余尚贞坚持门诊不辍，高峰期日诊病患百余，还要带教研究生，勤于笔耕，学验宏富，堪为后学之楷模。临证辨证精确，理法方药严谨有度，擅长运用伤寒论、五运六气学说遣方用药，临床疗效明显。为此，在广东省中医药学会和江门市五邑中医院的支持下，我们将其近年的临床医案整理成集出版，名为《余尚贞临证验案集》，以资临床观摩借鉴。

本书为余尚贞临证验案选，共收集近百个病例，以方证归类为主，附加按语，突出反映了余尚贞近年来治疗疑难杂病和危重病的临床实践经验和心得体会。所整理的病案只为余尚贞丰硕医案中的一部分，但可从中管窥其学术思想和临床经验，领略其精髓，启迪后学。

继承和整理老中医药专家学术经验工作是一项长期而艰巨的任务，此次《余尚贞临证验案集》的出版仅是我们系列工作中的一部分，限于时间及精力，整理工作中难免存在错漏和不全面的缺点，诚希望得到同行们的斧正。

在此感谢梅国强国医大师的指导。

《余尚贞临证验案集》编委会

2021 年 4 月

目录

一、苓桂术甘汤 ……………………………………… 1

　心悸案 ……………………………………………… 1

二、麻黄汤 …………………………………………… 3

　咳嗽案 ……………………………………………… 3

三、茯苓甘草汤 ……………………………………… 5

　干呕案 ……………………………………………… 5

四、黄连阿胶汤 ……………………………………… 6

　不寐案 ……………………………………………… 6

五、柴胡加龙骨牡蛎汤 ……………………………… 8

　恶梦案 ……………………………………………… 8

六、麻黄杏仁薏苡甘草汤 …………………………… 10

　湿痹案 …………………………………………… 10

七、四君子汤 ………………………………………… 12

　痤疮案 …………………………………………… 12

八、泻心汤类 ·············· 14

高血压案 ·············· 14

腹痛呕吐案 ·············· 16

九、柴胡桂枝干姜汤 ·············· 19

口糜案 ·············· 19

甲胎蛋白升高案 ·············· 21

十、桂枝汤类方 ·············· 25

涕症案 ·············· 25

汗后头晕案 ·············· 26

十一、温经汤 ·············· 29

痹证案 ·············· 29

十二、炙甘草汤 ·············· 31

虚劳案 ·············· 31

十三、地黄丸类方 ·············· 33

高血压案 ·············· 33

小腿内侧痛案 ·············· 36

腰痛案 ·············· 37

十四、柴胡温胆汤 ·············· 39

面痛案 ·············· 39

不寐案 ·············· 41

不寐、湿疹、高血压案 ·············· 43

眩晕案 ·· 46

十五、镇肝息风汤 ·································· 48

眩晕案一 ·· 48

眩晕案二 ·· 50

十六、乌梅丸 ·· 53

眩晕案 ·· 53

皮肤瘙痒案 ·· 55

泄泻案 ·· 57

胸痹案 ·· 59

高血压案 ·· 61

头痛案 ·· 63

不寐案 ·· 65

腹痛泄泻案 ·· 66

十七、三因司天方 ································ 68

眩晕案一 ·· 68

中风先兆案 ·· 73

咳嗽案 ·· 78

产后痹病、白疕案 ······································ 80

腹胀案 ·· 85

头晕头痛案 ·· 88

眩晕案二 ·· 91

湿疹案 ·· 93

癫痫案 ·· 95

腰痛案一 ⋯⋯⋯⋯⋯⋯⋯⋯⋯⋯⋯⋯⋯ 97

先天性尿路狭窄案 ⋯⋯⋯⋯⋯⋯⋯⋯ 98

咽喉白斑案 ⋯⋯⋯⋯⋯⋯⋯⋯⋯⋯⋯ 101

腰痛案二 ⋯⋯⋯⋯⋯⋯⋯⋯⋯⋯⋯⋯⋯ 105

十八、桂枝茯苓丸 ⋯⋯⋯⋯⋯⋯⋯⋯⋯⋯ 108

肺胀案 ⋯⋯⋯⋯⋯⋯⋯⋯⋯⋯⋯⋯⋯⋯ 108

肌肉瞤动案 ⋯⋯⋯⋯⋯⋯⋯⋯⋯⋯⋯ 111

筋瘤案 ⋯⋯⋯⋯⋯⋯⋯⋯⋯⋯⋯⋯⋯⋯ 113

淋病案 ⋯⋯⋯⋯⋯⋯⋯⋯⋯⋯⋯⋯⋯⋯ 115

水肿案 ⋯⋯⋯⋯⋯⋯⋯⋯⋯⋯⋯⋯⋯⋯ 117

下肢筋瘤案 ⋯⋯⋯⋯⋯⋯⋯⋯⋯⋯⋯ 119

消渴并脉痹案 ⋯⋯⋯⋯⋯⋯⋯⋯⋯⋯ 121

眩晕心悸案 ⋯⋯⋯⋯⋯⋯⋯⋯⋯⋯⋯ 123

痹病案 ⋯⋯⋯⋯⋯⋯⋯⋯⋯⋯⋯⋯⋯⋯ 125

眩晕案一 ⋯⋯⋯⋯⋯⋯⋯⋯⋯⋯⋯⋯⋯ 128

眩晕案二 ⋯⋯⋯⋯⋯⋯⋯⋯⋯⋯⋯⋯⋯ 130

十九、黄芪建中汤 ⋯⋯⋯⋯⋯⋯⋯⋯⋯⋯ 133

痹病案一 ⋯⋯⋯⋯⋯⋯⋯⋯⋯⋯⋯⋯⋯ 133

痹病案二 ⋯⋯⋯⋯⋯⋯⋯⋯⋯⋯⋯⋯⋯ 135

便秘案 ⋯⋯⋯⋯⋯⋯⋯⋯⋯⋯⋯⋯⋯⋯ 137

风牵偏视案 ⋯⋯⋯⋯⋯⋯⋯⋯⋯⋯⋯ 140

腹痛案 ⋯⋯⋯⋯⋯⋯⋯⋯⋯⋯⋯⋯⋯⋯ 143

腹泻案 ⋯⋯⋯⋯⋯⋯⋯⋯⋯⋯⋯⋯⋯⋯ 145

喉癌术后术口不愈案 …………………… 146

瘙痒案 …………………… 149

舌痛案 …………………… 152

头痛案 …………………… 154

痿病案一 …………………… 157

痿病案二 …………………… 159

胃痛案 …………………… 161

二十、丹栀逍遥散 …………………… 164

视瞻昏渺案 …………………… 164

血崩案 …………………… 166

产后郁病案 …………………… 167

痤疮案 …………………… 170

不寐案 …………………… 172

癫狂案 …………………… 174

眼睑下垂案 …………………… 176

久咳、痤疮案 …………………… 178

呕吐案 …………………… 180

郁病案 …………………… 181

失眠脱发案 …………………… 183

耳鸣案 …………………… 185

颤病、痹病案 …………………… 187

尿血、白疕案 …………………… 190

梅核气案 …………………… 193

眼睑下垂案 …………………… 195

厥阴头痛案 …………………………………………… 197

转氨酶升高案 …………………………………………… 199

二十一、查房实录 ………………………………………… 201

肠梗阻案 ………………………………………………… 201

心衰案 …………………………………………………… 206

水肿案 …………………………………………………… 213

低热案 …………………………………………………… 218

发热案 …………………………………………………… 221

高热案 …………………………………………………… 225

二十二、余尚贞谈"无者求之"及临床运用思路 … 232

参考文献 …………………………………………………… 239

一、苓桂术甘汤

心悸案

邓某，女，62 岁。门诊号：M2583568。2017 年 12 月 8 日初诊。

主诉：心悸 3 年，加重 1 月余。

现病史：患者阵发心悸 3 年，平均一月一次，发作时自服红糖水可缓解。近 1 月余心悸发作频繁，一日数次，曾多方求医不愈。现经人介绍，至余师门诊就诊。刻症见：心中动悸，时发头晕，胸闷，无胸痛，纳寐可，二便调。舌淡红，舌苔水滑，脉沉紧。

中医诊断：心悸。

西医诊断：阵发性心动过速？

辨证：心脾阳虚，水邪上逆。

治法：温阳化饮，健脾利水。

处方：苓桂术甘汤。

茯苓 40g　　　桂枝 20g　　　白术 25g　　　炙甘草 15g

3 剂，日 1 剂，水煎，分 2 次口服。

二诊（2017 年 12 月 12 日）：心悸发作次数明显减少，无胸闷，无头晕。舌淡红，苔白，脉沉。继服上方 5 剂巩固疗效。

三诊（2017 年 12 月 18 日）：患者因外感就诊，诉服用前方后心悸再未发作。

按：《伤寒论》第 67 条提到："伤寒若吐若下后，心下逆满，气上冲胸，起则头眩，脉沉紧，发汗则动经，身为振振摇者，茯苓桂枝白术甘草汤主之。"此条文所述病症的主要病机是心脾阳虚，下焦水邪上逆。《金匮要略·痰饮咳嗽病脉证并治》中提到"病痰饮者，当以温药和之"。苓桂术甘汤方中茯苓既能健脾利水，又可宁心安神，正合阳虚水气上逆之病机，为君；桂枝平冲降逆而温心阳，为臣；白术健脾化湿，与茯苓相配可健脾利湿，为佐；甘草，一可合桂枝，辛甘化阳，以助温补心阳之力，二可合白术益气健脾，补土以制水，三可调和诸药，功兼佐使之用。四药合用，温阳健脾以助化饮，淡渗利湿以平冲逆，故诸证可愈。

本案中患者虽不是因伤寒误吐误下所致之脾阳亏虚，但患者在心悸发作时，服用甘温健脾之红糖可缓解，可知患者素体脾阳不足。患者本次发病见胸闷、心悸，且时发头晕，这正是下焦水邪上冲心胸、冒犯清窍之症状。另头晕同时又是清阳不升、头目失养的表现。结合患者舌苔水滑，脉沉紧，可知患者之病机与苓桂术甘汤证不谋而合，为心脾阳虚，下焦水邪上逆。余师深谙经方之理，既见是证，便用是方，仅用苓桂术甘汤之原方，未作任何加减。患者仅服 8 剂，花费数十元即病愈。可见经方对病位定位之准确，选方用药用量之精准。

（整理：吴治彦；指导：余尚贞）

二、麻黄汤

咳嗽案

郭某，男，42岁。门诊号：M2535561。2018年1月31日初诊。

主诉：咳嗽恶寒1周。

现病史：患者1周前受寒后出现咳嗽，咳黄痰，咳甚时觉胸痛，伴恶寒，无汗，全身疼痛，少许头痛，咽痒，偶有低热，未测量体温，自服抗病毒口服液、止咳水后症状未见好转，且出现轻微气促。舌淡红，苔薄白，脉弦紧。今经人介绍找余师就诊。

中医诊断：咳嗽。

西医诊断：上呼吸道感染。

辨证：太阳伤寒证。

治法：发汗解表，宣肺平喘。

处方：麻黄汤。

麻黄30g   桂枝20g   杏仁18g   炙甘草10g

共1剂，以水5碗（约1500mL）煎取1碗半（约400mL），平分2份，每份约200mL，温服1份，汗出后停服，汗不出再续服余下1份。

患者服1份中药后须臾全身微微冒汗，诸症缓解，遵医嘱未尽剂。翌日晨起后觉精神爽利，无任何不适。

按：《伤寒论》原文第3条："太阳病，或已发热，或未发热，必恶寒，体痛，呕逆，脉阴阳俱紧者，名为伤寒。"这一条文为太阳伤寒证总纲。第35条云："太阳病，头痛，发热，身疼，腰痛，骨节疼痛，恶风，无汗而喘者，麻黄汤主之。"这一条文描述了麻黄汤证的症状，总结得出太阳伤寒证的病机是"风寒外束，卫阳被遏，营阴郁滞，肺气失宣"。"麻黄汤证"的症状可概括为诸痛、寒热与无汗而喘。足太阳膀胱经起自睛明，上脑下项，循肩，挟脊抵腰，行于身后，诸痛为寒邪侵犯整条经所引起的各部分的痛。患者无喘，但有咳嗽，咳甚有气促，其病机是肺失宣降，肺气上逆，与伤寒证的肺气失宣病机一致。寒性收引，故脉弦紧，该患者病因病机明确，为典型太阳伤寒证。余师按《伤寒论》中麻黄汤原方2/3量，严格按其煎服法，1/2剂而愈，汗出后无须尽剂，以免过汗伤阳。

入冬以来流感病人较多，余师门诊主要是各种脑科慢性病及各种杂病，但来看感冒咳嗽的多是熟人介绍。本人跟诊一周，目睹了四位感冒患者，两例都是麻黄汤原方三分之一量，服药一剂即痊愈；两例患者是小柴胡汤原方三分之一量，服药一剂即痊愈。几味药、几块钱治好重感冒，让我们感受到经方治疗外感疾病效如桴鼓。师曰："本次流感应以'伤寒'为主，并非'温病'。"不管"伤寒"还是"温病"，其传变及变证变化多端。《素问·阴阳应象大论》云："……故邪风之至，疾如风雨，故善治者治皮毛，其次治肌肤，其次治筋脉，其次治六腑，其次治五脏。治五脏者，半死半生也。"可见外感病早期辨证准确对截断病程举足轻重。

（整理：任醒华；指导：余尚贞）

三、茯苓甘草汤

干呕案

陈某，男，44 岁。门诊号：M2591330。2017 年 12 月 14 日初诊。

主诉：刷牙时干呕 1 月余。

现病史：患者于 1 月前出现刷牙时干呕，饭后半小时左右觉喉中有痰，量少，饮食油腻后尤甚，时有反酸嗳气，无腹胀腹痛，手心多汗且凉。刻症见：纳眠可，平素大便偏硬，偶有烂便，小便调。舌质淡红，边有齿痕，苔白水滑，脉弦滑。

中医诊断：干呕。

辨证：痰饮内停中焦。

治法：温化痰饮，和胃降逆。

处方：茯苓甘草汤合小半夏汤。

桂枝 10g   茯苓 40g   炙甘草 10g   姜半夏 15g

生姜 25g _{自备}

3 剂，日 1 剂，水煎，分 2 次口服。

二诊（2017 年 12 月 21 日）：刷牙时干呕减轻，晨起时感腹中寒，排稀便后缓解，喉中有痰，嗳气返酸减少，手心多汗且凉，纳眠可，舌质淡红，边有齿痕，苔薄白，脉弦滑。守前方5剂（生姜加量至30g）。

三诊（2017年12月28日）：刷牙时干呕明显减轻，喉中少痰，腹中寒减轻，手心汗出减少，纳眠可，二便调，舌质淡红，边有齿痕，苔薄白，脉略沉弦。守前方6剂以巩固疗效。

按：《伤寒论》73条："伤寒汗出而渴者，五苓散主之；不渴者，茯苓甘草汤主之。"茯苓甘草汤证的病机为胃虚水停。脾胃虚弱，纳运失常，水饮停于中焦，阻遏阳气，则可见手足厥冷。本案患者手心多汗且凉，口不渴，小便调，苔白水滑，脉弦滑，与之病机相符，故余师予茯苓甘草汤温胃化饮。加用姜半夏，与生姜配伍，又有小半夏汤之意，共奏和胃降逆、消痰蠲饮之效。患者二诊诉晨起时腹中寒，故生姜加量以加强温胃化饮之效，病重者可改用生姜汁冲服。全方共五味药，而疗效显著，可见经方定位之准，用药之精。

（整理：梁银；指导：余尚贞）

四、黄连阿胶汤

不寐案

陈某，女，51岁。门诊号：0003137。2018年2月2日初诊。

主诉：睡眠欠佳 2 月余。

现病史：患者近 2 月余夜寐差，以早醒为主，每天凌晨三四点醒来，醒后难再入睡，梦多。刻症见：精神倦，自觉肩胛部有发热感，时有胸闷痛，气紧，休息后可缓解，口干，纳可，大便调，夜尿每晚 1 次。舌暗红，苔薄白，脉沉细。

既往史：有甲状腺功能减退症病史 6 年。

中医诊断：不寐。

西医诊断：非器质性失眠症。

辨证：肾阴亏虚，心肾不交。

治法：滋阴泻火，交通心肾。

处方：黄连阿胶汤加肾气丸加减。

姜黄连 5g	阿胶 10g 烊服	黄芩 15g	炒白芍 20g
熟地黄 30g	山药 15g	山茱萸 15g	茯苓 10g
泽泻 10g	牡丹皮 10g	桂枝 5g	

4 剂，绍兴黄酒 200mL 和水同煎，分 2 次内服，日 1 剂。

二诊（2018 年 2 月 6 日）：服药 4 剂后夜寐好转，早醒时间推迟，醒后能入睡，仍多梦，肩胛部发热感减轻，胸闷痛减少。继守原方 4 剂。

按：《伤寒论》第 303 条提到："少阴病，得之二三日以上，心中烦，不得卧，黄连阿胶汤主之。"黄连阿胶汤证的主要病机是阴虚火旺，心肾不交。少阴病有寒化、热化之分，该条文为少阴热化证代表，即素体阴虚，邪从热化，肾水不足，心火亢旺，心肾不交，火水不济，是以"心中烦，不得卧"。本条文叙证较简略，不是张仲景文字上的疏漏，而因该条文是与304 条对比存在的，304 条是少阴寒化证，其中有"口中和""其背恶寒"，故相对于少阴热化证应有口干、背发热等肾阴虚症状。该患者有不寐、背发热感、胸闷（心中烦）、口干等少阴热化证表现，并且脉沉细符合少阴病脉象，故余师投以黄连阿胶汤滋阴泻火，交通心肾。

可能大家有疑问，黄连阿胶汤中有鸡子黄，是否漏写了鸡子黄呢？其实余师在组方时已使用了六味地黄丸加少量桂枝代替鸡子黄。《本草再新》中记载鸡子黄"补中益气，养肾益阴，润肺止咳，能使心肾交，能教肺肾还。虚劳吐血，均有功焉"。其功能主要为滋补肾阴。六味地黄丸滋阴补肾，加少量桂枝开阴结，既能维持原方立方之意，还能减少鸡子黄未能煮熟致寄生虫病的风险。

（整理：任醒华；指导：余尚贞）

五、柴胡加龙骨牡蛎汤

恶梦案

陈某，男，26岁。门诊号：20159782。2018年3月20日初诊。

主诉：噩梦频发1月余。

现病史：患者近1月余来夜寐差，恶梦频发，甚则梦游，不胜其烦，故来就诊。家人代诉近来夜寐差，恶梦多，易惊醒，甚则梦游，刻症见：精神尚可，神情呆滞，胸胁苦满，无头晕头痛，胃纳可，二便调，吐弄舌，舌红，苔白，脉弦。

既往史： 有癫痫病史 10 余年，反复肢体抽搐，抽搐发作时意识不清，长期口服丙戊酸镁，仍时有发作。

辨证： 少阳痰热，上扰心神。

治法： 和解少阳，镇惊安神。

处方： 柴胡加龙骨牡蛎汤。

柴胡 20g	黄芩 15g	姜半夏 10g	茯苓 40g
桂枝 8g	大黄 10g	太子参 15g	龙骨 25g
牡蛎 25g	炙甘草 15g	大枣 20g	生姜 12g

6 剂，日 1 剂，水煎，分 2 次口服。

二诊（2018 年 5 月 15 日）：近期无抽搐发作，夜间恶梦减少，无头晕头痛，胃纳可，二便调，舌难伸出，吐弄舌，舌淡红，苔薄白，脉弦滑有力。效不更方，减少大黄用量。

三诊（2018 年 6 月 20 日）：近期无肢体抽搐发作，无头晕头痛，烦躁易怒，夜寐欠佳，噩梦频发，胃纳可，二便调，舌红，苔薄白，脉弦。予加重大黄用量。

四诊（2018 年 7 月 24 日）：烦躁减轻，夜间恶梦减少，无其他不适，纳可，二便调，舌淡红，苔薄白，脉弦。继守前方。

五诊（2018 年 11 月 20 日）：现患者病情稳定，精神尚可，夜寐可，纳可，二便调，舌淡红，苔薄白，脉弦。调上方用量善其后。

服中药至今，西药维持原量，原癫痫暂无发作，少有恶梦，后家属多次代其开药。

按：《伤寒论》第107条曰："伤寒八九日，下之，胸满烦惊，小便不利，谵语，一身尽重，不可转侧者，柴胡加龙骨牡蛎汤主之。"余师抓住患者胸胁苦满及精神方面的症状选用此方。此方以小柴胡汤为基础，加用龙骨、牡蛎重镇安神，茯苓安心神，利小便，健脾化痰，使痰无生化之源。

日常临证中，余师常强调精神类疾病可从少阳、厥阴经入手论治。少阳为枢，少阳枢机畅达，在外可条达太阳之气，在内可通降阳明。柴胡加龙骨牡蛎汤组方之理即体现了《素问·阴阳离合论》中"太阳为开，阳明为阖，少阳为枢"的三阳开阖枢协调运转的思想。太阳主表为开，其气畏闭，故常以解表以启用；阳明主里为阖，其气畏亢，故治疗常以清降阳明以平其亢；少阳主枢，其气畏郁，故治疗多以和枢机，解郁结为主。且少阳经经别循过于心，少阳郁火易上扰心神，故精神类疾病从少阳经辨证论治可起到较好疗效。

（整理：周小琼；指导：余尚贞）

六、麻黄杏仁薏苡甘草汤

湿痹案

李某，男，17岁。门诊号：2182328。2018年7月19日初诊。

主诉：全身关节游走性疼痛3月余。

现病史：患者3月余前始出现近端指关节疼痛肿胀，随后蔓延至全身各关节，疼痛呈游走性，伴关节发热感，无恶寒。患者曾到广州市及江门市多家医院就诊，查风湿、生化等均未见明显异常。1月前就诊于广州某医院，行MR检查提示双手掌指关节周围组织肿胀，双腕关节尺侧滑囊软组织轻度肿胀，考虑炎性病变可能。上述各院均给予解热镇痛药口服治疗，只能短暂缓解症状。今经人推荐到余师门诊求诊。舌淡，舌体胖大，苔微黄腻，脉弦。

既往史：患者1年余前曾有右侧膝关节疼痛，休息后能缓解。

中医诊断：痹证。

西医诊断：风湿性关节炎？

辨证：风湿郁表。

治法：辛凉解表祛湿。

处方：麻黄杏仁薏苡甘草汤。

麻黄10g　　苦杏仁10g　　薏苡仁10g　　炙甘草10g

3剂，水煎服，日1剂。嘱温服取微汗，避风。

二诊（2018年7月24日）：患者诉服药后有微微发汗，汗后关节疼痛缓解，关节肿胀减轻，关节活动较前灵活。继守原方5剂巩固疗效。

按：《素问·痹论篇》指出"风寒湿三气杂至，合而为痹也"，并将痹证划分为行痹、痛痹、著痹。《金匮要略》专门有"痉湿暍病篇"对湿病的诊治进行论述。该患者病程短，全身关节游走性疼痛，伴有关节发热，考虑风湿在表，风与湿合，湿邪容易化热化燥，结合舌脉象，排除麻黄加术汤证之寒湿在表。因无表虚阳虚等证候，也不宜用防己黄芪汤或桂枝附子汤等，只剩下麻黄杏仁薏苡甘草汤。《金匮要略·痉湿暍病脉证治》云："病者一身尽疼，发热，日晡所剧者，名风湿。此病伤于汗出当风，或久伤取冷所致也。可与麻黄杏仁薏苡甘草汤。"该患者既然属于风湿在表，当使之得微汗而解。风与湿合，湿邪容易化热化燥，可给予麻黄杏仁薏苡甘草汤辛凉解表祛湿，并在药量上做到微发汗而非大汗淋漓，如大汗淋漓病必不除。余师深谙经方之理，既见是证，便用是方。该病案完全使用麻黄杏仁薏苡甘草汤原方，未作任何加减。患者但服 3 剂，仅花费十元就病祛八成，守方 5 剂而愈。

（整理：任醒华；指导：余尚贞）

七、四君子汤

痤疮案

袁某，女，15 岁。门诊号：M2658360。2018 年 1 月 25 日初诊。

主诉：面部粉刺、丘疹 1 年余。

现病史：患者于 1 年前面部开始生粉刺、丘疹，好发于口周及前额部，以白头粉刺居多。曾多处寻医，内服外用之法均用，未见其效。经人介绍来余师门诊求诊。刻症见：宿食不消，脘腹胀满，无口干口苦，夜寐安，小便调，大便时有秘结。舌质淡胖，边有齿痕，苔白腻，脉沉细。

个人史：平素喜食辛辣之品。

中医诊断：痤疮。

西医诊断：痤疮。

辨证：脾虚湿困化热。

治法：益气健脾，清热除湿。

处方：四君子汤加味。

太子参 15g　　茯苓 40g　　白术 15g　　炙甘草 10g
薏苡仁 30g　　黄芪 10g　　蒲公英 15g

6 剂，日 1 剂，水煎，分 2 次口服。

二诊（2018 年 3 月 15 日）：面部粉刺、丘疹已明显减少，无脘腹胀满。效不更方，继以 6 剂巩固疗效。

再服 6 剂后，面部粉刺、丘疹慢慢愈合，再无新生。

按：中医对皮肤病的认识并不局限于局部，而是认为皮肤病是脏腑经络、气血阴阳失调的表现。正如《内经》云："有诸内必形诸外。"《外科理例》中言："治外必本诸内。"余师认为，痤疮虽生长在皮肤表面，但与脏腑功能失调息息相关。《中藏经·诸痈疽疮肿》云："夫痈疽疮肿之作也，皆五脏六腑，蓄毒不流则有矣。"《灵枢·邪气脏腑病邪篇》云："十二经脉，三百六十五络，其血气皆上于面而走空窍……"十二经脉在面部纵横交错，而痤疮发生在口部周围，与太阴脾经相关，痤疮发生在前额，与阳明胃经相关。李东垣在《脾胃论》提出"内伤脾胃，百病由生"，认为人体内在元气充足时诸病不生，而元气的充足与否主要取决于脾胃有无受损。陈实功的《外科正宗》也提到："疮全赖脾土。"外科中尤以调理脾胃为要。该患者病情迁延日久，脾胃气虚，湿邪内困，则有宿食不消，脘腹胀满，大便时有秘结，舌质淡胖，边有齿痕，苔白腻，脉沉细。当邪气聚于面、胸背，局部气血凝滞，则发为痤疮，故以四君子汤先培中土，使药气四达，则周身之气机通畅，水谷之精微输布，更加以黄芪、蒲公英托毒外出，敛疮生肌，共奏良效。这也是国医大师梅国强所讲之拓展《伤寒论》方临床运用途径之"循其经脉，参以病机"的中医临床思维。

（整理：尹烨；指导：余尚贞）

八、泻心汤类

高血压案

石某，男，45岁。门诊号：M1407960。2019年06月06日初诊。

主诉：疲乏4月余。

现病史：患者近4月余来觉精神倦、疲乏、少气、胸闷，故来诊。刻症见：面色偏黄暗，无头晕头痛，无四肢麻木抽搐，无腰膝酸软，无耳鸣，无腹胀腹痛，眠可，二便调，舌暗红，苔薄白，脉沉弦。患者要求用纯中药治疗，故暂未给予降压药治疗。

既往史：有高血压病史多年，就诊时血压 130/105mmHg。

中医诊断：虚劳。

西医诊断：疲劳综合征。

辨证：中焦枢机不利，太阴不升，阳明不降。

治法：升太阴，降阳明。

处方：半夏泻心汤加味。

薤白 20g	干姜 8g	牡蛎 30g	太子参 15g
枳实 15g	炙甘草 10g	白术 20g	黄连 5g
姜半夏 15g	大枣 20g	黄芩 15g	

5 剂，日 1 剂，水煎，分 2 次口服。

患者诉服药后精神好转，在家监测血压控制在 130~140/70~80mmHg 之间，遂自行停药 1 周。

二诊（2019 年 6 月 17 日）：现疲劳、少气再发，偶尔咳嗽，无痰，胃纳可，夜寐欠佳，易早醒（凌晨 3~4 点），无夜尿，大便溏，舌暗红，苔薄白，脉弦。血压 128/95mmg。续用前方。

三诊（2019 年 6 月 2 日）：患者觉精神好，疲劳感较前减轻，胃纳可，夜寐可，无夜尿，大便可，舌暗红，苔白，脉沉弦。血压 130/90mmHg。效不更方。

后患者多次于余师门诊复诊，监测血压波动于 120~135/80~85mmHg 之间。

按：高血压为临床常见病，本案患者以舒张压升高为主。余师认为舒张压升高为阳明失阖之象；精神倦怠、乏力、少气胸闷等为太阴不开之候。故余师选用半夏泻心汤为主方。半夏泻心汤何以能治疗"阳明失阖，太阴不开"之候？患者无上呕中痞下利等典型的半夏泻心汤主症，但余师认为患者所表现出的症状为脾胃升降失常、中焦枢机不利所致，而半夏泻心汤整方体现的"辛开苦降"法正符合"太阴得开，阳明得降"之机。张秉成《成方便读》明确指出"半夏泻心汤"中"黄芩、黄连与干姜"的配伍体现了"一开一降，一苦一辛"的治法。叶天士在《临证指南医案》中指出："痞闷为气分之郁，宜苦泻辛散，辛开苦降，开达上下升降之路。"由此可见，半夏泻心汤之"辛开苦降"治法切合"阳明失阖，太阴失开"的病机。综上所述，从开阖枢理论角度理解，半夏泻心汤证的病机是阳明失阖，太阴失开，通过"辛开苦降"法来降阳明，开太阴，从而恢复枢机的运转、气机的顺畅，则诸症缓解，患者舒张压也得以控制。

在临床上，当患者无特异性症状体征时，如何去提取阳性或者相关的证候？如何寻找隐藏于其中的病机，灵活地辨证论治？余师认为，如何在无典型表现的证候中去伪求真，抽丝剥茧，即"无者求之"，更能考验一名中医师的基础理论水平。中医经典是中医的根，是中医的灵魂；"无者求之"不是靠"空想"而来，是在谙熟中医经典的基础上，做到经典回归临床，才能做到"求之"。

（整理：向蕾；指导：余尚贞）

腹痛呕吐案

黄某，女性，79岁。门诊号：843949。2018年11月22

日初诊。

主诉：反复脘腹疼痛多年。

现病史：患者诉多年来反复脘腹胀痛，伴有反酸嗳气，时有恶心、呕吐，呕吐为清涎样胃内容物。曾于外院行胃镜检查示：①糜烂性胃炎；②胃多发性息肉；③十二指肠球部炎症。多次行胃多发性息肉切除术，症状未见明显好转，且息肉反复再生。故来诊。刻症见：纳差，夜寐欠佳，早醒，大便次数多，但排便困难，蹲10余分钟才能解出，夜尿2~3次，舌淡暗，苔黄腻，脉沉弦。

中医诊断：胃痞。

西医诊断：慢性胃肠炎。

辨证：中虚，寒热错杂，升降失调。

治则：益气和胃，消痞止呕。

处方：甘草泻心汤。

炙甘草 12g	黄芩 15g	姜半夏 12g	黄连 5g
黑枣 20g	干姜 5g	生晒参 5g	太子参 20g
生姜 20g			

5剂，水煎服，日1剂，早晚分服。

二诊（2018年11月29日）：患者腹胀痛明显缓解，反酸减少，仍有恶心、呕吐，呕吐为清涎样胃内容物，胃纳欠佳，大便次数仍多，但大便较前易解，有少许咳嗽，迎风时明显，夜寐欠佳，夜尿2~3次，小便清长，舌淡红，苔微黄，脉沉弦。前方加吴茱萸10g。

三诊（2018年12月6日）：诸症均明显缓解，胃纳可，大便次数正常，易解。夜寐可，夜尿2~3次。舌淡红，苔薄白，脉沉弦。效不更方，继守前方。

按：李东垣说"百病皆由脾胃衰而生也"。岐伯曰："女子七岁，肾气盛……五七，阳明脉衰，面始焦，发始堕……"余师认为患者年过七旬，脾胃气虚，中焦水饮积聚，久郁化热，寒、饮、邪热之气互结，阻碍中焦气机致气机升降失常，寒热错杂，故见痞满、呕、利等症状。《伤寒论》云："伤寒中风，医反下之，其人下利，日数十行，谷不化，腹中雷鸣，心下痞硬而满，干呕，心烦不得安……此非热结，但以胃中虚，客气上逆，故使硬也，甘草泻心汤主之。"余师在首诊时以甘草泻心汤与生姜泻心汤鉴别，该患者呕吐明显，加重生姜用量，可以认为是甘草泻心汤与生姜泻心汤合用。脾胃虚，寒饮盛，太阴阳明升降不和，则呕吐清涎，二诊加用吴茱萸散寒止痛，降逆止呕，则阳明得降，寒饮得除，呕吐痰涎自止。三泻心汤（半夏泻心汤、生姜泻心汤、甘草泻心汤）是治疗脾胃病的常用方，适用于因脾胃虚弱、中焦寒热错杂、气机升降失常所致的以痞满吐利为主症的疾病。但临床上不可完全机械套用，可以通过"抓主症，参与病机"来运用。这也是国医大师梅国强教授所讲之拓展《伤寒论》方临床运用途径之一———观其脉证，灵活变通。

（整理：向蕾；指导：余尚贞）

九、柴胡桂枝干姜汤

口糜案

崔某，男，38岁。门诊号：50192988。2017年9月29日初诊。

主诉： 反复口腔溃疡2年余。

现病史： 患者近2年来口腔溃疡反复发作。刻症见：患者精神恍惚，疲倦乏力，心烦易怒，晨起口干口苦，夜寐易惊醒，头部易汗出，手足逆冷，胃纳可，大便秘结。舌质淡，边有大量齿印，苔黄厚腻，脉沉弦细。

中医诊断： 口糜。

辨证： 少阳郁热，太阴脾虚。

治法： 和少阳，补太阴。

处方： 柴胡桂枝干姜汤加减。

柴胡 30g	桂枝 12g	干姜 8g	天花粉 20g
黄芩 12g	煅牡蛎 10g	炙甘草 10g	蛤壳 20g
石上柏 10g	茯苓 40g	炒酸枣仁 20g	枳实 15g
白术 30g			

7剂，日1剂，水煎，分2次口服。

二诊（2017年10月13日）： 患者精神明显好转，口腔溃疡大部分已愈合，夜寐较前改善，仍有口干口苦，大便由秘转溏。舌质淡，边有齿印，苔厚微黄，脉沉细弦。前方生白术改用炒白术，继服9剂。

三诊（2017年10月27日）：口腔溃疡已完全愈合，精神佳，夜寐安，仍有轻微口干口苦，大便微溏。舌质淡，边有齿印，苔薄黄，脉沉略弦。上方去石上柏、蛤壳，继服4剂以巩固疗效。

按：本病相当于中医学"口疮""口糜"的范畴，首见于《素问·气交变大论》。古今医家大多将其病因归结为"火、热"二字，治疗大体分清热泻火、滋阴降火两端。

余师参合患者脉证，从六经辨证角度将此病机归纳为少阳郁热，太阴脾虚。《素问·阴阳离合论》曰："少阳为枢。"若邪郁少阳，则枢机不利，气郁化火，郁火上炎可熏蒸于口。此外，《素问·金匮真言论》云："中央黄色，入通于脾，开窍于口。"若太阴脾虚，阴火可上乘于口。少阳郁热挟太阴虚火交蒸于口，热盛则肉腐，终成"口疮、口糜"之变。

少阳经包括手少阳三焦经和足少阳胆经。《灵枢·经别》曰："足少阳之正……别者，入季胁之间，循胸里，属胆，散之肝，上贯心。"故邪犯少阳，枢机不利，胆火上炎，循经可上扰心神，患者心烦易怒，寐中易于惊醒；胆火内郁，则晨起口苦；热郁三焦，不得外越，蒸腾于上，故头部汗出；三焦气化不利，津液不能上承于口，则口干。以上诸症皆为少阳郁热之佐证。而见太阴脾虚之症原因如下：患者口腔溃疡2年余，反复服用清热解毒类中药及非甾体类抗炎药（余师认为此皆寒凉之辈），日久必损中阳；脾胃为气血生化之源，脾虚气化无源，无以煦养周身，故见精神恍惚，疲倦乏力；脾主四末，脾阳亏虚，四末失于温煦，故手足逆冷；患者大便秘结不通，亦由太阴不足使然。《素问·厥论》曰："脾主为胃行其津液者也。"脾虚故不能为胃行津液，加之脾气亏虚，大肠传导无力，故大便秘结。舌淡，边有齿印，苔黄厚腻，脉沉弦细，为典型少阳郁热、太阴脾虚之舌脉。

治疗上，余尚贞教授以柴胡桂枝干姜汤为底方，加其治疗口疮的经验药对"石上柏、蛤壳"，取其清热解毒、收湿敛疮之效。此外，加用酸枣仁、茯苓健脾安神，枳实、白术健脾理气通腑。方证相投，故收效甚速。

（整理：周小毛；指导：余尚贞）

甲胎蛋白升高案

余某，男，44 岁。门诊号：M2113702。2016 年 7 月 7 日来诊。

主诉：右胁肋部隐痛数月余。

现病史：患者数月余来觉右胁肋部隐痛，于我院体检，结果提示甲胎蛋白（483.1ng/mL）及谷丙转氨酶（ALT）升高，腹部 B 超未见占位性病变，故来诊。现症见：右胁肋部隐痛，口苦，咽干，舌淡红，苔白，脉弦细。

既往史：慢性乙型病毒性肝炎、胆囊炎病十余年。2014 年体检提示转氨酶偏高，甲胎蛋白正常，服抗病毒药，半年后自行停药。2015 年复查提示转氨酶及甲胎蛋白正常，专科医生建议服用抗病毒药恩替卡韦片至今。

中医诊断： 胁痛。

西医诊断： 慢性病毒性肝炎（乙型）。

辨证： 少阳郁热，太阴脾虚，兼气滞血瘀。

治法： 和解少阳，温补太阴，行气活血。

处方： 柴胡桂枝干姜汤加减。

柴胡 30g	桂枝 10g	干姜 8g	天花粉 15g
黄芩 12g	煅牡蛎 8g	炙甘草 8g	土鳖虫 10g
郁金 10g	鸡内金 15g	海金沙 15g	黄芪 15g
鸡骨草 30g			

5 剂，水煎，分 2 次温服，日 1 剂。

二诊（2016 年 7 月 14 日）： 右胁肋部隐痛较前减轻，舌淡红，苔白，脉弦细。守前方，续服 15 剂。

患者坚持门诊复诊。2016 年 8 月 1 日复查谷丙转氨酶（ALT）为 49.8U/L，谷草转氨酶（AST）49.1U/L，甲胎蛋白（AFP）117.7ng/mL，大便秘结，纳差，舌淡红，苔白，脉弦数。前方基础上加姜黄 8g、大黄 6g 以活血祛瘀。续服 10 剂后，胁痛偶作，二便调，去姜黄、大黄。再续服 45 剂，右胁疼痛未见发作。2016 年 9 月 6 日复查谷丙转氨酶（ALT）40.1U/L，谷草转氨酶（AST）37.4U/L，甲胎蛋白（AFP）16.11ng/mL。患者病情稳定，余师建议定期门诊随诊，以发挥中医治未病的优势。2017 年 2 月 7 日复查甲胎蛋白（AFP）3.90ng/mL。

2016 年 8 月 1 日复查结果见图 1。

广州中医药大学附属医院
检 验 报 告 单

报告时间: 2016/8/1 10:49:23

姓名:		送检单位:两办(医生内)		检验标本:血清			门诊号: 61228945	
性别: 男		床 号:		标本状态:合格			样本号: 1050	
年龄: 42岁		申请医师:		临床诊断:			仪器号: H7600	

序号	检查项目	结果	单位	提示	参考区间	测定方法
1	门冬氨酸氨基转移酶(AST)	49.1	U/L	↑	5--40	
2	丙氨酸氨基转移酶(ALT)	49.8	U/L	↑	0--40	
3	门冬/丙氨(AST/ALT)	0.99				
4	碱性磷酸酶(ALP)	114	U/L		15--121	
5	r-谷氨酰基转肽酶(GGT)	88.2	U/L	↑	3--54	
6	总蛋白(TP)	80.2	g/L		60--83	
7	白蛋白(ALB)	45.2	g/L		35--55	
8	球蛋白(GLO)	35.0	g/L		20--33	
9	白/球比值(A/G)	1.29		↓	1.3--2.5	
10	总胆汁酸(TBA)	9.0	umol/L		0--20	
11	胆碱酯酶(CHE)	7823	U/L		4000--14000	
12	总胆红素(TBIL)	13.3	umol/L		5--20	
13	直接胆红素(DBIL)	4.1	umol/L		0--6	
14	间接胆红素(TBIL)	9.2	umol/L		3--18	
15	甲胎蛋白(AFP)	117.7	ng/ml	↑	0--7.0	

图 1   2016 年 8 月 1 日复查结果

2016 年 9 月 6 日复查结果见图 2。

检 验 报 告 单

报告时间: 2016/9/6 10:20:27

姓名:		送检单位:两办(医生内)		检验标本:血清			门诊号: 61367203	
性别: 男		床 号:		标本状态:合格			样本号: 2008	
年龄: 42岁		申请医师:		临床诊断:			仪器号: H7600	

序号	检查项目	结果	单位	提示	参考区间	测定方法
1	门冬氨酸氨基转移酶(AST)	37.4	U/L		5--40	
2	丙氨酸氨基转移酶(ALT)	40.1	U/L	↑	0--40	
3	门冬/丙氨(AST/ALT)	0.93				
4	碱性磷酸酶(ALP)	100	U/L		15--121	
5	r-谷氨酰基转肽酶(GGT)	55.2	U/L	↑	3--54	
6	总蛋白(TP)	65.5	g/L		60--83	
7	白蛋白(ALB)	42.1	g/L		35--55	
8	球蛋白(GLO)	23.4	g/L		20--33	
9	白/球比值(A/G)	1.80			1.3--2.5	
10	总胆汁酸(TBA)	10.7	umol/L		0--20	
11	胆碱酯酶(CHE)	6881	U/L		4000--14000	
12	甲胎蛋白(AFP)	16.11	ng/ml	↑	0--7.0	
13	糖类抗原19-9(CA19-9)	39.90	U/L	↑	0--27	

图 2   2016 年 9 月 6 日复查结果

2017 年 2 月 7 日复查结果见图 3。

广州中医药大学附属医院
检 验 报 告 单

报告时间: 2017/2/7 10:43:05

姓名:		送检单位:两办(医生内)		检验标本:血清			门诊号: 57926788	
性别: 男		床 号:		标本状态:合格			样本号: 2053	
年龄: 42岁		申请医师:		临床诊断:			仪器号: H7600	

序号	检查项目	结果	单位	提示	参考区间	测定方法
1	门冬氨酸氨基转移酶(AST)	32.9	U/L		5--40	
2	丙氨酸氨基转移酶(ALT)	34.5	U/L		0--40	
3	门冬/丙氨(AST/ALT)	0.95				
4	r-谷氨酰基转肽酶(GGT)	32.4	U/L		3--54	
5	甲胎蛋白(AFP)	3.90	ng/ml		0--7.0	正常
6	糖类抗原19-9(CA19-9)	24.55	U/mL		0--27	

图 3   2017 年 2 月 7 日复查结果

按：胁痛的发生主要与肝胆病变相关，其病名最早见于《内经》。《素问·脏气法时论》中记载："肝病者，两胁下痛引少腹，令人善怒。"而对于胁痛的治疗原则，《证治汇补·胁痛》提出："宜伐肝泻火为要，不可骤用补气之剂，虽因于气虚者，亦宜补泻兼施……故凡木郁不舒，而气无所泄，火无所越，胀甚惧按者，又当疏散升发以达之。"说明治疗胁痛的重点在于疏泄肝胆之气机，补泻要权衡轻重。

余师以经方方证的证眼为辨证眼目，认为患者右胁肋部隐痛、口苦、咽干、脉弦等症状为柴胡类方剂的证眼，治宜和解少阳枢机。同时，患者有脾阳不足、气滞血瘀症状，病机重点在于太阴少阳同病，据证用方，故选用柴胡桂枝干姜汤加减。

胁痛可见于西医学许多疾病中，如急慢性肝炎、胆结石、肋间神经痛、胆囊炎等。该案患者患慢性肝炎、胆囊炎10余年，胁痛时作，肝功能异常，甲胎蛋白（AFP）最高达600多ng/mL（本验单丢失）。余师强调临证的中医思维，"有是证，用是方"，不可随便用西医的病对应中医某个病、某个证型，更不能以恢复某个异常生化指标来指导辨证施药。余师强调中医治病贵在平调阴阳，一旦人体阴阳调和，脏腑功能恢复，西医学的检验指标便会逐渐地恢复至正常范围。针对其病机对该案患者运用和解少阳、温补太阴、行气活血的方法使少阳枢机通利，脾阳健运，从而人体脏腑功能慢慢恢复，阴阳调和，患者的胁部疼痛、口苦、口干等症状消失，同时西医学的检验结果也恢复正常，复查肝功能正常，甲胎蛋白（AFP）从483.1ng/mL降低至2.59ng/mL。

（整理：张家明；指导：余尚贞）

十、桂枝汤类方

涕症案

赵某，女，75岁。门诊号：017428。2017年2月10日初诊。

主诉：热饮后流鼻涕半年余。

现病史：患者半年前无明显诱因出现每喝热饮后流鼻涕，鼻涕色白质清稀，量多，偶咽痒不适。刻症见：纳眠可，大便正常，夜尿2次。舌质淡暗伴瘀斑，苔薄白，脉滑数。

诊断：涕症。

辨证：营卫不和证。

治法：调和营卫。

处方：桂枝汤。

桂枝 15g	炙甘草 10g	白芍 15g	大枣 20g

生姜 15g_{自备}

3剂，日1剂，水煎，分2次口服。

嘱：忌烟酒及辛辣生冷食物。

二诊（2017年2月14日）：饮用热饮后鼻涕量较前减少，发作频次、流涕量也减少，舌淡暗伴瘀斑，苔薄白，脉滑数。守前方，医嘱同前。

三诊（2017年2月17日）：食用热饮、热食后流涕量明显减少，发作频次减少，精神可，舌淡暗伴瘀斑，苔薄白，脉滑略数。守前方以巩固疗效，医嘱同前。

按： 余师认为，此乃营卫不和证，如《伤寒论》论述营卫不和时，卫外不固，营不内守，则常汗出，方选桂枝汤。患者虽无汗出，其饮热饮后流涕症状可视作汗出的相关症状。原因有二：第一，鼻、皮毛与肺的生理病理关系密切，《素问·阴阳应象大论》言："肺主鼻……在体为皮毛……在窍为鼻，在味为辛。"《素问·宣明五气》言："五脏化液……肺为涕。"故肺开窍于鼻，在体为皮毛，在液为涕；第二，《素问·阴阳应象大论》言："阴味出下窍，阳气出上窍……气味辛甘发散为阳。"热饮属阳，具有发散作用，助肺气宣发，其作用犹如《伤寒论》中服桂枝汤后啜热稀粥助药力发汗一般，每服热饮，若皮毛汗孔开放则汗出，今患者不汗出反流涕，可作为汗出的另一种表现形式。而且《灵枢·经脉》言："肺手太阴之脉，起于中焦，下络大肠，还循胃口，上膈属肺。"热饮入胃，通过经络的传导，上膈传于肺，通于鼻窍，故热饮后流鼻涕。又如临床上一些哮喘病人一旦喝冷饮后哮喘发作，这正是因为手太阴肺经的循行把中焦脾胃与肺卫密切联系起来的缘故，寒饮入胃，传至肺卫，致营卫失和，则哮喘发作。

（整理：张家明；指导：余尚贞）

汗后头晕案

罗某，男，59岁。门诊号：30427609。2014年9月11日初诊。

主诉：全身汗出伴头晕不适 10 余天。

现病史：患者 10 余天前无明显诱因出现全身自汗出，汗出多于 15 时左右出现，量适中，尚未湿透衣衫，汗后继而出现头晕不适，无视物旋转，无恶心呕吐，无肢体乏力，无耳鸣心慌，无恶寒等不适，头晕经休息后可渐缓解。平素纳寐可，二便调。曾于他处就诊，予以改善循环等处理，症状未见缓解。刻下患者无明显不适，舌质淡，苔薄白，脉缓。

中医诊断：汗症。

西医诊断：眩晕查因。

辨证：营卫不和证。

治法：调和营卫。

处方：桂枝汤。

桂枝 15g　　　白芍 15g　　　大枣 20g　　　生姜 6 片
炙甘草 10g

4 剂，日 1 剂，水煎，令患者于每日发病前约 1 小时温服，少顷进食热稀粥一碗，以助药力，令微汗出。

二诊（2014 年 9 月 16 日）：患者诉遵医嘱饮第 1 剂药后全身微微有汗出，而后仍于 15 时全身汗出，继而头晕不适，但程度较前明显减轻。之后每日渐有好转，现仍每日 15 时左右稍有汗出，已无头晕不适。药效，守前方，再予 3 剂，服药方法同前。

三诊（2014 年 9 月 19 日）：患者上症几无，稍感颈项部疼痛不适，再与原方加威灵仙 15g，鸡血藤 30g，葛根 45g，4 剂，服药方法同前。随访未再复发汗出头晕。

按：《伤寒论》中有曰："病常自汗出者，此为荣气和。荣气和者，外不谐，以卫气不共荣气谐和故尔。以荣行脉中，卫行脉外，复发其汗，荣卫和则愈，宜桂枝汤。"患者自汗，病在营卫。患者常以下午3时左右发病，下午3时为未时，而未时是太阳欲解时。《伤寒论》六经欲解时，临床上往往看到疾病在这时出现症状或原有症状加重，应该说是疾病演变的相关时。又曰："脏无他病，时发热，自汗出，而不愈者，此卫气不和也。先其时发汗则愈，宜桂枝汤。"故用桂枝汤原方，以调和营卫并令患者于每日发病前约1小时温服药。

体会：①熟读经典，理解经方。清朝周学海在《读医随笔》中指出："桂枝汤是从荣通卫，卫为风邪所扰，不能内和于荣，发其汗者，是助荣之力以出而和于卫，荣卫之气相合，邪无地自客矣。"王好古亦有言："仲景云，太阳中风，阴弱者汗自出，卫实营虚故发热汗出。又云，太阳病发热汗出者，此为营弱卫强。阴虚阳必凑之，故皆用桂枝发其汗。此乃调其营气，则卫气自和，风邪无所容，遂自汗而解，非若麻黄能开腠理，发出其汗也。汗多用桂枝者，以之调和营卫，则邪从汗出而汗自止，非桂枝能闭汗孔也。"故而桂枝汤善和营卫，止自汗。伤寒方组方严谨，用量精确，用药精炼，加减用量应谨慎考虑。②抓住主症或病机是关键。患者以"汗出后头晕"为主诉，余无特殊不适，属中医之汗症范畴。汗证有自汗、盗汗、脱汗、黄汗、战汗之分，根据患者"下午3时无明显诱因全身汗出"可知为自汗。汗症的病因病机或为肌表疏松，表卫不固；或为营卫不和，卫外失司；或为烦劳过度，亡血失精；或为邪热耗阴，虚火内生，阴津不能自藏；或因肝火或湿热内盛，邪热郁蒸津液。审其舌、脉、症，其病机当属营卫不和，虽自汗而无发热，但时汗出后头晕，症异而理一也。③把握服药时机，谨守经方服用方法。《素问·阴阳应象大论》云："其盛，可待衰而已。"《素问·疟论》亦有云："方其盛时必毁，因其衰也，事必大昌。"在发病之前，邪气较弱，正气相对旺盛，此时予以治疗，才能取得良好的疗效。患者每日 15 时左右开始发病，则嘱患者于发病前 1 小时左右服用中药，此时邪气相对偏衰，同时又是太阳病欲解时，天人合一，用药更奏效。嘱其少顷进食热稀粥一碗，以助药力，令微汗出，谨守经方服用方法。

（整理：郭芙；指导：余尚贞）

十一、温经汤

痹证案

罗某，女，46 岁。门诊号：1131832。2016 年 10 月 28 日初诊。

主诉：四肢麻木感半年。

现病史：患者半年前无明显诱因出现四肢麻木感，天气冷时四肢麻木较甚，得热则好转，时有面部烘热感，无肢体乏力，行走可，无关节红肿热痛，时有下腹部冷感，月经不规则，经量少有血块。刻症见：纳一般，寐欠佳，二便调。舌淡红，苔薄白，边有齿印，脉细。

中医诊断：痹证。

西医诊断：更年期综合征？周围神经病？

辨证：冲任虚损，血虚寒凝。

治法：温经散寒，养血通络。

处方：温经汤加减。

鸡血藤 30g	黄芪 15g	细辛 5g	当归 15g
桂枝 15g	白芍 15g	大枣 20g	炙甘草 10g
吴茱萸 10g	牡丹皮 10g	麦冬 20g	姜半夏 10g
生姜 8 片	阿胶 10g 自备烊服	生晒参 5g 自备	

5 剂，日 1 剂，水煎，分 2 次口服。同时配合艾灸任脉治疗。

二诊（2016 年 11 月 3 日）：患者服上方症状好转，肢体麻木感减轻，精神好转，舌脉同前。效不更方，继进前方 5 剂。随访患者诸症消失。

按：四肢麻木感是病人的主诉，结合病人的病史、年龄情况，可知下腹部冷感、月经不规则、时有面部烘热感才是辨证的主要证候。这是由于冲任虚寒、瘀血阻滞所致。《金匮要略·妇人杂病脉证并治》云："问曰：妇人年五十所，病下利数十日不止，暮即发热，少腹里急，腹满，手掌烦热，唇口干燥，何也？师曰：此病属带下。何以故？曾经半产，瘀血在少腹不去。何以知之？其证唇口干燥，故知之。当以温经汤主之……上十二味，以水一斗，煮取三升，分温三服，亦主妇人少腹寒，久不受胎；兼取崩中去血，或月水来过多，及至期不来。"经文中"此病属带下"中的"带下"指带脉以下的病变，即泛指妇科杂病，温经汤正如经文所示，治疗疾病范围很广。

本方证属瘀、寒、虚、热错杂，然以冲任虚寒、瘀血阻滞为主，治当以温经散寒、祛瘀养血兼清虚热为法。本方的配伍特点有二：一是方中温清补消并用，以温经补养为主；二是大队温补药与少量寒凉药配伍，能使全方温而不燥，刚柔相济，以成温养化瘀之剂。

（整理：黄任锋；指导：余尚贞）

十二、炙甘草汤

虚劳案

梁某，男，80岁。门诊号：20351794。2019年1月25日初诊。

主诉：周身乏力3月余。

现病史：患者3月余前因"肢体乏力，气促1周"住院治疗，出院诊断：①扩张型心肌病，左房、右房增大，二尖瓣、三尖瓣中度反流，心房纤颤，心功能Ⅳ级；②双肺炎症并胸腔积液；③高血压3级（很高危）；④肾功能不全；⑤高尿酸血症。患者出院后仍坚持口服美托洛尔缓释片、螺内酯片、地高辛等药物治疗，乏力、气促症状未见明显改善。刻症见：周身乏力，双下肢尤甚，动则气促，行走欠稳，偶有双手震颤，持物不稳，偶有头晕头痛，胃纳一般，夜寐一般，大便干结，夜尿 2~3 次。舌淡，苔厚腻，脉结代。

中医诊断： 虚劳。

西医诊断： 扩张型心肌病，心力衰竭，心功能Ⅳ级。

辨证： 心阴阳两虚，肾阳虚。

处方： 炙甘草汤加减。

炙甘草 25g	生姜 10g	太子参 30g	地黄 50g
桂枝 10g	阿胶 10g	麦冬 30g	亚麻子 15g
大枣 20g	白术 60g	枳实 20g	杜仲 15g

盐菟丝子 15g

10 剂，日 1 剂，水煎服。

二诊（2019 年 2 月 15 日）：周身乏力较前明显改善，但仍觉双下肢乏力，偶有双手震颤、心慌，纳眠可，大便每日 1 次，质硬，夜尿 2 次，舌淡暗，苔白润，脉结代。效不更方，予 10 剂。

三诊（2019 年 2 月 25 日）：患者精神状况较前明显改善，双下肢稍乏力，无气促，双手已无震颤，胃纳可，夜尿 2 次，大便每日 1 次，质地可，舌淡暗，苔薄，脉沉。血压 120/70mmHg。守上方 10 剂，嘱其坚持复诊。

按：《伤寒论》第 177 条云："伤寒，脉结代，心动悸，炙甘草汤主之。"条文中虽只云脉结代、心动悸，实则适用于治疗病机为心之阴阳两虚所致的一系列症候群。

患者 80 高龄，有多年心肌病、心衰病史。《内经》云："主明则下安，主不明则十二官危。"心为君主之官。心之阳气阴血充足，方能行其令，胜其职。患者心病日久，阴阳亏虚，则神无所藏，血脉难以正常运行，全身各脏腑组织亦得不到充足的气血供养。心失所养，脉道不利则会出现心动悸、脉结代等症状；清阳不升，则会出现头晕头痛。总而言之，对于各脏腑组织的影响程度不同，则会出现不同的表现，就该患者而言，表现最明显的则是周身乏力。因此，余师选用炙甘草汤，益气滋阴，回阳通脉，促进心之生理功能恢复，从而促进全身气血阴阳之恢复。

除了心系之证候，患者还有胃纳一般、大便干结、舌淡、苔厚腻、动则气促、夜尿等先后天两本不足所致之症状，故在炙甘草汤之基础上，加入大剂量白术、枳实（枳术丸）以通腑气，健脾胃，恢复气机之升降有序；加入杜仲、菟丝子等既是温肾助阳，补肾纳气，同时也是补火生土，以资生脾胃之阳气，保证气血生化之源。

（整理：陈健华；指导：余尚贞）

十三、地黄丸类方

高血压案

蔡某，男性，55岁。门诊号：50375459/36154523。2018年1月16日初诊。

主诉：头晕2天。

现病史：患者2天前出现头晕，呈昏沉感，无肢体麻木无力等，遂于我院急诊就诊，行颅脑 CT 示左侧基底节多发腔隙性脑梗死，部分软化灶；血压为 158/100mmHg，建议住院进一步检查治疗，患者拒绝，翌日来余师门诊求诊。刻下症：头晕头重，昏沉感，无肢体麻木乏力，无头痛，多汗心烦，无口干口苦，纳眠可，二便调，舌质红，苔薄黄，脉弦滑。血压 136/88mmHg。

既往史：有高血压病史数年，平素服降压药（非洛地平片），但不规律，自测血压多数偏高。

中医诊断：眩晕。

西医诊断：腔隙性脑梗死，高血压病。

辨证：肝肾亏虚。

治法：补益肝肾，育阴潜阳。

处方：六味地黄丸加味。

地黄 30g	山茱萸 15g	山药 15g	茯苓 10g
泽泻 10g	牡丹皮 10g	葛根 45g	桑寄生 30g
杜仲 15g	川牛膝 15g		

5 剂，日 1 剂，水煎，分 2 次口服。

二诊（2018 年 1 月 23 日）：头晕缓解，继服前方 10 剂巩固疗效。

三诊（2018 年 5 月 15 日）：因血压高、胸闷、舌痛复诊，余无特殊不适，纳眠可，二便调，舌质红，苔薄白，脉弦滑。门诊测血压为 150/100mmHg。前方加桔梗 15g，牡蛎 30g（先煎）。

四诊（2018 年 9 月 6 日）：患者已停服降压药近 2 个月，血压控制可，夜寐早醒，烦躁，舌质红，苔黄，脉弦。门诊测血压为 120/80mmHg。考虑上盛下虚，火水不济，心火内扰。

前方去葛根加乌梅 50g，黄连 10g。

五诊（2018 年 10 月 18 日）：患者夜寐改善，偶有右下肢抽搐，无其他不适，舌质红，苔薄白，有裂纹，脉弦细。门诊测血压为 150/90mmHg。加芍药 25g，炙甘草 10g 缓急舒筋，火象仍明显，加麦冬 50g。

六诊（2018 年 10 月 26 日）：诸症减轻，测血压为 130/80mmHg。嘱定期复诊调药。

按：高血压是临床常见病，古代文献中记载的"中风""头痛""眩晕"等症，与高血压病颇为相当。《素问·上古天真论》言："七八，肝气衰，筋不能动。八八，天癸竭，精少，肾脏衰，形体皆极。"患者年高，肝肾自亏，加之情志不舒，心情烦躁，日久更加耗散肝肾阴精。患者症见头晕，头重昏沉，多汗烦躁，舌质红，苔薄黄，脉弦滑。经曰："诸风掉眩，皆属于肝。""徇蒙招尤，目冥耳聋，下实上虚……下厥上冒。"此乃肾精不足，水不涵木，阴亏于下，风阳亢于上之象，故方以六味地黄丸滋补肝肾，育阴潜阳，加味杜仲、桑寄生增强补益之功，兼与牛膝补肝肾，引血下行。以此为基础，每次患者复诊时再观其脉证，知犯何逆，随证加减，诸药合用诸症减轻而奏效。

血压升高是人整体内部失衡状态的局部表现之一。中医治病讲究辨证论治，着眼宏观整体，不拘泥于微观的、局部的变化，从整体出发，通过中医四诊，抓住反映病机的征象，综合分析。只要辨证施治正确，即可从宏观整体上使人体阴阳归于平衡，血压变化也可随之趋于正常。

（整理：练景灏；指导：余尚贞）

小腿内侧痛案

周某，女，44岁。门诊号：M2183319。2018年12月4日初诊。

主诉：双小腿内侧后缘痛3年余。

现病史：患者诉3年前无明显诱因开始出现双下肢小腿内侧后缘疼痛，呈针刺样痛，每2~3日发作1次。平素觉身体重，腿软无力，下蹲后双小腿胀痛不适。曾于外院多次就诊，行中西医治疗均无疗效。刻症见：双小腿内侧后缘疼痛，腿软无力，偶有腰酸，无肢体麻木及活动障碍，无静脉曲张，双下肢无水肿，胃纳可，二便调，偶有入睡困难。舌红，苔黄腻，脉弦。

中医诊断：痹证。

西医诊断：小腿内侧痛查因。

辨证：肾阴虚，相火内扰。

治法：滋阴降火。

处方：知柏地黄丸加减。

盐关黄柏6g	地黄30g	泽泻10g	山药15g
盐知母10g	茯苓15g	牡丹皮10g	山茱萸15g
桂枝5g			

9剂，日1剂，水煎，分2次口服。

二诊（2018年12月18日）：患者诉服药后双小腿内侧痛未发作，胃纳可，夜寐可，二便调。舌淡红，苔薄黄，脉弦。效不更方。

按：足少阴肾经，起于足小趾下，向上沿小腿内侧后缘，至腘窝内侧，属肾，络膀胱。小腿内侧后缘属于足少阴肾经循行部位，余师抓住这一特点，从肾论治。《黄帝内经·素问》云："肾者，作强之官，伎巧出焉。"肾为"先天之本"，藏先天之精，为人体生命之本源。肾司先天元阴元阳，化生和推动精气相互转化，为机体功能活动的原动力。肾阴、肾阳相互依存，相互制约，维持人体的动态平衡。当这一平衡遭到破坏后，就会出现肾阴、肾阳偏衰偏盛的病机变化，即为肾虚，《素问·上古天真论》云："肾脏衰……今五脏皆衰，筋骨解堕……身体重，行步不正……"肾虚则生命力减弱，各种疾病就会逐渐袭来。患者为中年女性，肾脏始衰。肾阴为一身阴气之源，"五脏之阴气，非此不能滋"，阴虚则机体濡养作用减弱，筋脉肌肉不得濡养，则拘急疼痛。四诊合参，患者为肾阴虚相火内扰，方用知柏地黄丸。补益兼具清利，同时在大队滋阴降火药中加用少量桂枝温阳通脉，降中有升，以防阴药凝滞。患者服用9剂后症状大有改善，这就是"循其经脉，参以病机"的中医临床思维。只要辨证准确，即使是使用简单的一个方、几味药，都能使患者有显著的临床疗效。

（整理：向蕾；指导：余尚贞）

腰痛案

张某，男，44岁。门诊号：50243632。2017年12月28日初诊。

主诉：反复腰痛3月余。

现病史： 患者 2017 年 9 月曾因"腰痛，活动受限 2 天"至某医院住院治疗，查 MR 示①L_{4-5} 椎间盘中央偏左后突出；②腰椎骨质增生。予理疗及对症处理后，病情好转出院。但患者出院后腰痛仍反复发作，经熟人介绍至余师处求诊。刻下症见腰痛不适，以酸痛为主，伴有下肢麻木感，口干口苦，纳眠可，二便调，舌质淡暗，苔黄，脉弦。

中医诊断： 腰痛。

西医诊断： 腰椎间盘突出症。

辨证： 肝肾亏虚，下焦湿热。

处方： 知柏地黄丸加减。

续断 15g	山茱萸 20g	桑寄生 30g	茯苓 15g
独活 30g	泽泻 15g	黄柏 10g	牡丹皮 15g
地黄 40g	桂枝 5g	山药 20g	盐知母 10g

5 剂，日 1 剂，水煎，分 2 次口服。

二诊（2018 年 1 月 25 日）： 仍觉腰痛不适，下肢麻木感较前改善，口干口苦，纳眠可，二便调，舌淡暗，苔白厚，脉弦滑。守前方 10 剂。

三诊（2018 年 6 月 7 日）： 患者诉 1 月份服药后症状已有所缓解，但因各种事宜未按时复诊，最近症状又有所加重，主要表现为腰部和骶尾部疼痛不适，阴雨天气加重，口干，纳眠可，大便偏干，无夜尿，舌质淡，苔微黄，脉沉细。守前方去盐知母、黄柏，加入附子 10g。

四诊（2018 年 6 月 28 日）： 腰部疼痛较前明显改善，纳眠可，二便调，舌质淡暗，苔薄白。守前方 5 剂。

按：《素问·脉要精微论》云："腰者肾之府，转摇不能，肾将惫矣。"《素问·上古天真论》云:"五八,肾气衰,发堕齿槁。"患者正处中年,肾气始衰,加之平素劳累过度,没有得到充分休息,故腰痛反复发作。

《证治汇补·腰痛》云:"治惟补肾为先,而后随邪之所见者以施治,标急则治标,本急则治本,初痛宜舒邪滞,理经隧,久痛宜补真元,养气血。"余师深谙此理。初诊,患者除了腰痛外,还有口苦、舌黄等表现,余师以知柏地黄丸补肾气,清湿热,再配合续断、桑寄生等补肝肾,强筋骨。二诊症状已缓解。三诊,虽距离上次就诊时间颇长,但肾虚之病机仍没有发生变化,且腰痛阴雨天加重,舌淡,苔微黄,脉沉细,一派虚寒之象,故去前方之知母、黄柏,加入附子以增强温肾助阳之力。

(整理:陈健华;指导:余尚贞)

十四、柴胡温胆汤

面痛案

张某,男,83 岁。门诊号:M2085031。2019 年 7 月 16 日初诊。

主诉:左侧面痛 20 余年,夜间咳嗽 10 余年。

现病史:患者 20 余年来左侧面部反复疼痛,进食时痛甚,渐难以进食，长期服用卡马西平止痛。5 日前因口服卡马西平过量后摔倒，致左前臂骨折，之后服用卡马西平后则头晕。平素夜寐差，便秘，每周 1 次，夜尿每晚 2 次。舌红有瘀斑，苔黄腻，脉沉滑。

既往史：反复夜间咳嗽 10 余年，有痰，痰难咳出。

体格检查：血压 150/90mmHg。

中医诊断：面痛。

西医诊断：三叉神经痛。

辨证：痰热上扰夹瘀。

治法：清热化痰，祛瘀通络。

处方：温胆汤加味。

陈皮 10g	甘草 10g	茯苓 30g	姜半夏 15g
竹茹 15g	枳实 15g	大枣 15g	醋延胡索 15g
僵蚕 15g	全蝎 2g 冲服	天麻 10g	盐补骨脂 15g
赤芍 10g	生姜 10g 自备		

6 剂，日 1 剂，水煎，分 2 次口服。

二诊（2019 年 8 月 9 日）：患者面痛几无，仍有夜间咳嗽，有痰能咳出，纳可，夜寐欠佳，大便 3 日 1 行，舌红，苔薄黄，脉沉滑。血压 110/70mmHg。效不更方，守前方 12 剂，观其后续。

后其子复诊，言其父面痛全消失，直叹方药之神奇。

按：余师认为头面为诸阳之会，头侧分属少阳，且《灵枢经》有云"胆足少阳之脉……是主骨所生病者，头痛颌痛，目锐眦痛"，故其病位在足少阳经；患者咳嗽有痰，舌红有瘀斑，苔黄腻，脉沉滑，为痰热夹瘀之象，故辨证为痰热上扰夹瘀。

痰热上扰，通降不利，则见便秘。方选温胆汤除少阳痰热，加僵蚕、全蝎以通络化痰，加延胡索行气止痛。考虑患者久咳，可伤及脾肾，故加补骨脂补肾益脾。天麻、赤芍皆归肝经，天麻平肝潜阳，赤芍清热散瘀，诸药相合，共收清热化痰、祛瘀通络之功。复诊时言其面痛明显减轻，同时测得血压也归于正常。可见中医绝非头痛医头，脚痛医脚，着眼局部，而是通过调整身体五脏六腑之气机阴阳，从整体出发来辨证施治。这便是中医学最大的特色与优势。

（整理：黄卓；指导：余尚贞）

不寐案

梁某，女性，56岁。门诊号：M2688136。2018年3月9日初诊。

主诉：反复睡眠欠佳2周。

现病史：患者近2周来无明显诱因出现入睡困难，心中烦躁，症状逐渐加重，伴间歇性腹泻。自服逍遥丸和归脾丸治疗，症状未见缓解，遂来门诊就诊。现症见：精神稍倦，胸闷心烦，口干口苦，纳可，关节重着感，夜尿1~2次，大便溏，舌红，苔黄厚腻，脉沉细滑。

中医诊断：不寐。

西医诊断：非器质性失眠症。

辨证：少阳痰热扰心，土虚木克。

治法：清化少阳痰热，疏肝培土。

处方：柴胡温胆汤加减。

砂仁 15g	陈皮 10g	炒麦芽 30g	甘草 10g
太子参 15g	茯苓 40g	炒白术 15g	姜半夏 10g
黄芩 15g	竹茹 15g	柴胡 15g	枳实 15g
黑枣 15g	生姜 5 片 _{自备}		

5 剂，日 1 剂，水煎，分 2 次口服。

二诊（2018 年 3 月 15 日）：患者精神较好，入睡明显改善，心中烦躁缓解，关节重着感减轻。大便仍烂，夜尿 1 次，舌脉大致同前。考虑患者大便仍烂，竹茹减至 10g，甘草改用炙甘草 10g，余方药同前。

按：《灵枢·经脉》云："三焦手少阳之脉……布膻中，散落心包，下膈，循属三焦。""心主手厥阴心包络之脉，起于胸中，出属心包络，下膈，历络三焦。"另《灵枢·经别》云："足少阳之正……循胸里，属胆，散之肝，上贯心……"可见手足少阳之脉与心及心包有密切联系。若少阳枢机不利，不论胆火上炎，或湿热或痰热上扰心窍，都会致心神不宁，从而影响睡眠。本案春季发病，患者出现入睡困难，心中烦躁，口干口苦，舌红，苔黄腻，脉沉细滑。其为少阳枢机不利，痰热上扰心神，致烦躁心神不宁而难于入睡，以少阳痰热扰心为主，而非肝郁脾虚为主，故服逍遥丸和归脾丸治疗未效，并见间歇性腹泻，为土虚木克之象。所以本案治法用清化少阳痰热、疏肝培土之法，以柴胡温胆汤加减而奏效。

（整理：张辉列；指导：余尚贞）

不寐、湿疹、高血压案

谭某，男，71岁。门诊号：1659060。2017年9月14日初诊。

主诉：入睡困难半年有余，伴皮肤瘙痒不适3月。

现病史：患者诉半年来夜寐差，以入睡困难为主，常需口服安眠药方能入睡。近3月来伴见四肢多发疖肿，瘙痒难忍，夜间尤甚。刻症见：心烦易怒，头昏，胃纳可，小便频，量少色黄，便溏，每日2~3次。舌质暗舌尖红，边有瘀斑，苔黄腻，脉滑数。

既往史：有高血压病史10余年，一直服用降压药。

体格检查：血压为150/90mmHg。

中医诊断：不寐。

西医诊断：失眠，慢性湿疹，高血压病，高血压性心脏病？

辨证：少阳痰热上犯心窍，移热小肠。

治法：和枢机，化痰热，利水清心。

处方：柴胡温胆汤合导赤散加减。

地黄20g	通草10g	薏苡仁30g	黄芩15g
柴胡20g	大枣15g	陈皮10g	甘草10g
茯苓50g	姜半夏15g	淡竹叶15g	枳实15g
生姜5片			

5剂，日1剂，水煎，分2次口服。

二诊（2017年9月21日）：患者药后皮肤瘙痒较前明显

减轻，夜寐也较前改善，但入睡仍有困难，大便稍溏，每日2次，小便色黑如浓茶，舌质暗红，苔薄黄，脉沉滑。效不更方，守上方继服5剂，并查尿常规。

三诊（2017年9月28日）：患者诉仅觉皮肤轻微瘙痒，夜寐明显改善，大便调，小便色黄，舌质暗红，苔薄黄，脉沉滑。尿常规（2017-09-21）示尿蛋白1+g/L；红细胞3+/HP。上方加广金钱草30g，继服10剂，并嘱下次复诊时复查尿常规。

四诊（2017年10月12日）：皮肤已无瘙痒感，夜寐尚可，大便调，小便色微黄，舌质暗红，苔薄黄，脉沉滑。尿常规（2017-10-12）示尿蛋白阴性；红细胞2+/HP。守前方10剂。

五诊（2017年12月）：患者查尿常规正常，诉意外发现近期血压正常，并自行停服降压药近2月，血压稳定。

按：余师曰此患者失眠一病已逾半载，曾将其辨为肝郁痰热扰心之证，予丹栀逍遥散、柴胡温胆汤同调理数周，患者睡眠虽有所改善，但一直未得痊愈，甚为所苦。今再细究患者皮肤瘙痒一症，为《素问·至真要大论》中"诸痛痒疮，皆属于心"所警醒。

《内经》将不寐一病称为"不得卧""目不暝"。《素问·调经论》曰"心藏神"，痰热之邪上扰于心，则心烦；心神被扰，故不寐。痰热蒙蔽清窍，清阳不升，则头昏沉。患者皮肤多发疖肿，瘙痒难忍，亦属于心系之病变。因《素问·至真要大论》曾明言："诸痛痒疮，皆属于心。"观患者小便，更是妙不可言。《灵枢·经脉》有云："心手少阴之脉，起于心中，出属心系，下膈，络小肠……"，《诸病源候论·血病诸候·小便血侯》云："心主于血，与小肠合。若心家有热，结于小肠，故小便血也。"是故心火循经可下移于小肠，则小便次频、量少、色黄赤甚则黑如浓茶。舌尖红，苔黄腻，脉滑数，为痰热内扰之舌脉。

余师以柴胡温胆汤合导赤散加减进行治疗。柴胡温胆汤乃国医大师梅国强教授以小柴胡汤和温胆汤合方加减而成，其功效不仅是二者叠加，还使其使用更为灵活，适应证更广。此方主治病的病位可涉及手足少阳经之所过、胆腑、三焦及其络属的脏腑，若少阳枢机不利，就会痰热上扰清窍或痰热上犯心窍，湿热下注或湿热阻滞胆腑等。依《素问·五脏别论》云："所谓五脏者，藏精气而不泻也……六腑者，传化物而不藏……"后世确立了"虚则补其脏，实则泻其腑"的治则，而"心为火脏，小肠为火腑"，故可予导赤散泄小肠腑热以清心火。最值得注意的是患者小便的变化，有人不禁会问：何以药后小便反黑如浓茶？此乃病进乎？师云：非也，此乃湿热从小便而出之排病反应。何以言之？观患者三四诊小便逐渐转佳故知之。

临床上，面对诸如此患者一样，集多病于一身，临床症状复杂时，该如何辨证？正是通过"观其脉证，知犯何逆，随证治之"而最终达到多病一并痊愈，以此彰显中医学"异病同治"之威力。

（整理：吴治谚；指导：余尚贞）

眩晕案

房某，男，77岁。门诊号：M1586287。2017年10月26日初诊。

主诉：反复头晕半年余。

现病史：患者近半年来反复出现头晕，常伴视物旋转，恶心呕吐，大汗淋漓。曾有数次头晕后伴短暂意识丧失。刻症见：神疲，头晕，头昏沉感，口苦，纳差，夜寐一般，夜尿1~2次，大便尚调，舌质淡暗，苔黄厚腻，脉弦滑。

既往史：有糖尿病病史13余年，现予皮下注射胰岛素控制血糖，血糖时有波动；有高血压病病史4年多，未规律服用药物，血压控制不佳。

体格检查：血压180/80mmHg。

中医诊断：眩晕。

西医诊断：高血压3级（很高危），2型糖尿病，短暂性脑缺血发作？

辨证：痰热夹瘀上扰清窍，中气不足。

治法：清利痰热，兼补益中气。

处方：温胆汤加减。

滑石 10g	豆蔻 15g	炒麦芽 30g	薏苡仁 30g
杜仲 15g	石菖蒲 10g	大枣 15g	陈皮 10g
甘草 10g	茯苓 40g	姜半夏 10g	竹茹 15g
枳实 15g	生姜 6 片		

5剂，日1剂，水煎，分2次口服。

二诊：患者头晕减轻，舌质淡暗，苔白厚，热象已减，痰湿仍重，前方去滑石，继服15剂。

三诊（2017年12月5日）：患者精神好转，偶发头晕，胃纳一般，夜寐可，稍口干，无口苦，二便调，舌质淡暗，苔白，脉沉细弦。血压140/68mmHg。现患者痰热均已除，以气虚血瘀为主，改用黄芪建中汤合桂枝茯苓丸加减进行治疗，具体方药如下。

桂枝10g	茯苓10g	牡丹皮10g	赤芍10g
桃仁10g	砂仁10g	炒麦芽30g	黄芪20g
白芍25g	大枣20g	生姜8片	

5剂，日1剂，水煎，分2次口服。

四诊（2017年12月12日）：患者诉已全然不觉头晕，纳眠可，舌质淡暗，苔薄微黄。守上方长期服用，每周5剂。

随诊至2018年5月，患者精神佳，纳眠可，二便调，舌质淡暗，苔薄白，脉弦。此外，患者胰岛素用量较前减少1/4，血糖稳定，晨起指尖血糖7.0mmol/L左右；虽未服用降压药，但血压稳定在140~160/70~80mmHg。继予上方数剂，偶作微调以巩固疗效。

按：眩晕一病，《素问·玉机真脏论》称其为"眩冒"。究其病机不外虚实两端，早在《灵枢·海论》就有："髓海不足，则脑转耳鸣，胫酸眩冒。"《灵枢·卫气》也提出："上虚则眩。"认为其病机以虚为主。《金匮要略·痰饮咳嗽病脉证并治》云："心下有支饮，其人苦冒眩。"认为痰饮为其主要病理因素。朱丹溪则明确强调了"无虚不作眩"和"无痰不作眩"。

患者年逾古稀，正气已然不足，观患者舌脉，当属虚实夹杂之证。在整个治疗过程，余师始终以"中气不足，清窍失养"和"痰瘀上扰，蒙蔽清窍"为病机主方向，并据虚实之主次，进行适当调整，正所谓"观其脉证，知犯何逆，随证治之"。患者在早期以痰热为重，兼有脾虚，治以清利痰热为法，拟温胆汤为底方，加滑石、薏苡仁、石菖蒲以加强清热化湿之力；并重用茯苓，加炒麦芽以兼顾中焦不足。三诊后，查患者舌脉，当知痰热已退，脾虚为主，兼有瘀血，拟黄芪建中汤合桂枝茯苓丸加减，5剂后患者未再有头晕发作。余师认为患者临床症状虽已完全消失，诉无任何不适，但脾虚血瘀之体质依旧存在，需以此方对患者进行长期调理，约半载后患者意外发现，虽未服降压药，血压仍平稳接近正常值；而且胰岛素也已减量1/4，晨起血糖监测显示十分稳定。诊病过程中，医生若能掌握核心病机"观其脉证，知犯何逆，随证治之"，患者尤能获得较好的疗效及生活质量。

（整理：周小毛；指导：余尚贞）

十五、镇肝息风汤

眩晕案一

田某，女，77岁。门诊号：1652338。2015年4月23日初诊。

主诉：头晕、心烦5天。

现病史：患者5天前无明显诱因下出现头晕，面部烘热感，心烦，时有耳鸣，时有觉胃脘部不适。经人介绍到余师门诊就诊。刻症见：面色如醉，无口苦，纳差，小便调，大便溏，舌质红，苔少，脉弦长有力。

既往史：有高血压病史10余年，一直服降压药治疗，血压波动不稳。

体格检查：血压180/105mmHg，神经系统查体无定位体征。

中医诊断：眩晕。

西医诊断：高血压病2级。

辨证：肝肾阴虚，肝阳上亢。

治法：镇肝息风，滋阴潜阳。

处方：镇肝息风汤加减。

葛根20g	煅赭石15g先煎	芡实20g	川楝子6g
焦白术15g	白芍20g	龙骨25g先煎	天冬15g
龟甲20g先煎	玄参10g	炙甘草10g	牡蛎25g先煎
川牛膝15g			

5剂，日1剂，水煎，分2次口服，睡前重煎1次泡脚。

二诊（2015年4月30日）：患者精神较好，头晕、面部烘热感减轻，面色稍红，舌质红苔少，脉弦长有力，尺脉虚。上方加山茱萸20g，7剂。

三诊（2015年5月12日）：诸症好转，继守上方4剂治疗。

之后患者每周服中药4剂，近半年门诊坚持每周服中药2剂，观其脉证，随证治之，随访至今，血压正常，纳眠好。

按：《素问·至真要大论》云："诸风掉眩，皆属于肝。"

张锡纯在《医学衷中参西录》中认为："此因肝木失和，风自肝起，又加以肺气不降，肾气不摄，冲气、胃气又复上逆，于斯，脏腑之气化皆上升太过，而血之上注于脑者，亦因之太过。"由于下虚上盛，风阳上扰，故时常头目眩晕，脑中作疼发热，目胀耳鸣，面色如醉；阴虚阳亢，心肝火炽，心神不安，故心中烦热；肝主疏泄，与气机升降密切相关，肝病每易犯胃乘脾，今风阳上扰，气机升降失序，则胃气亦随之上逆，故胃脘不适等。倘若阳亢太过，肝风鸱张，气血逆乱，举发卒中，轻则经络受阻，肢体不利，口眼㖞斜；重则清窍被蒙，眩晕颠仆，昏不知人。此即《素问·至真要大论》所谓"血之与气，并走于上，则为大厥"之意。余师善于察言观色，患者入诊室时面色如醉，再结合舌脉象表现，病机为肝肾阴虚，肝阳上亢，予镇肝息风汤加减治疗，患者便溏仍是木克土之象，加用焦白术、芡实健脾土，同时予加用葛根，体现"降已而升"的作用，和川牛膝、龙骨、牡蛎三药一起调节患者升降平衡。复诊时患者症状好转，尺脉稍虚，予加山茱萸以补益肝肾，同时加强滋阴敛阳的作用。

（整理：黄任锋；指导：余尚贞）

眩晕案二

秦某，男，40 岁。门诊号：50201498。2019 年 1 月 25 日初诊。

主诉：头晕 1 天。

现病史：患者诉昨夜起身咳嗽后出现头晕，伴有视物旋转、站立不稳、恶心欲呕、冷汗出，无肢体麻木无力，无耳鸣，无头痛，口干口苦，胃纳可，夜寐可，大便调，夜尿2次。自诉平素血压不详，无体检。舌红绛，苔黄腻，脉弦滑。

体格检查：血压170/100mmHg。

中医诊断：眩晕。

西医诊断：高血压病。

辨证：风痰上扰，阳明不降。

治法：平肝息风，清热凉血，兼降阳明。

处方：镇肝息风汤合桂枝茯苓丸加减。

煅赭石 25g 先煎	钩藤 30g	牡蛎 30g 先煎	龙骨 30g 先煎
当归尾 15g	赤芍 15g	桂枝 8g	桃仁 15g
麦冬 50g	姜半夏 10g	牡丹皮 15g	茯苓 15g

6剂，日1剂，水煎，分2次口服。

西药：口服坎地沙坦酯片，每日1次，一次4mg。

二诊（2019年1月29日）：患者诉口服西药坎地沙坦酯片后出现恶心欲呕，遂停药，后一直单纯口服中药。现觉头晕明显缓解，纳寐可，大便偏烂，夜尿2~3次，舌稍红，苔微黄厚，脉弦。血压为130/90mmHg。患者诸症缓解，茯苓加量至50g，余同前方，继以18剂。建议患者坚持每周服用6剂中药。

三诊（2019年3月5日）：患者无明显不适，胃纳可，大便仍偏烂，夜尿2次，舌红苔白稍腻，脉沉。血压为135/86mmHg。前方去煅赭石、龙骨，桂枝减至5g，加干姜

5g，黄芩 15g。

四诊（2019 年 3 月 12 日）：患者无明显不适，舌淡红苔薄白，脉沉。血压为 130/80mmHg。效不更方，继守前方，嘱患者减少中药剂数，每周 4 剂。

按：高血压病为临床常见病，古代文献中"中风""头痛""眩晕"等症均与此病相关联。《素问·至真要大论》"病机十九条"中就有"诸风掉眩，皆属于肝"。张锡纯《医学衷中参西录》云："此因肝木失和，风自肝……于斯，脏腑之气化皆上升太过，而血之上注于脑者，亦因之太过。"认为眩晕与肝阳偏亢、风阳上扰有关。本案患者初诊时眩晕，收缩压、舒张压均高，舌红绛，苔黄腻，脉弦滑，整体以实证为主。余师认为此是风痰上扰，阳明瘀热之象。患者于立春节气发病，按照五运六气理论，又为木亢土虚之年，厥阴风木司天，少阳相火在泉，故患者肝阳偏亢，风阳上扰之证明显。方中用煅赭石、钩藤、牡蛎、龙骨平肝潜阳，镇肝息风。同时患者兼有阳明瘀热之象，方中桂枝茯苓丸活血利水，配合麦冬 50g、半夏10g 通降阳明，使舒张压得降。以此为基础，患者每次复诊时观其脉证，随证加减，诸药合用诸症减轻，患者收缩压、舒张压控制良好。

在临床上，余师治疗高血压颇有疗效。余师总结收缩压高的病人往往可见风阳上扰之象，脉可见弦滑数，通常以平肝息风为法；而舒张压高的病人常常为阳明不降之象，脉反而沉，以开、阖、枢理论为指导，常常取得好的临床疗效，故我辈深以为然。本案患者收缩压、舒张压均高，四诊合参，余师以平肝息风、活血利水、通降阳明为法组方，单纯中药治疗，血压控制良好。患者年纪尚轻，坚持中药治疗能达到病去本固之效。

（整理：向蕾；指导：余尚贞）

十六、乌梅丸

眩晕案

焦某，男，46岁。门诊号：M2863593。2018年8月3日初诊。

主诉： 反复头晕2年余，再发伴眠差3月。

现病史： 患者近2年余反复头晕，非视物旋转样，头晕时自觉行走欠稳，无恶心呕吐，无耳鸣，无肢体乏力。近3月来患者头晕再发，偶有心悸，伴有夜寐差，易醒，以凌晨0时许至2时多见，醒后难再入睡，精神倦，双目发胀感，胃纳可，夜尿1次，大便调。曾多次到外院及我院门诊就诊，给予营养神经药物治疗效果欠佳。今慕名到工作室门诊求诊。舌红，苔黄厚，脉沉弦。

中医辨证： 眩晕。

西医诊断： 眩晕查因。

辨证： 厥阴上热下寒证。

治法： 清上温下，寒热并用。

处方：乌梅丸。

乌梅 40g　　黄连 16g　　黄柏 10g　　细辛 3g

花椒 5g　　干姜 8g　　桂枝 8g　　党参 15g

当归 8g　　淡附片 5g

5 剂，日 1 剂，水煎，分 2 次口服。

二诊（2018 年 8 月 14 日）：患者精神好转，头晕减轻，无心悸，夜寐好转，凌晨 4 时才醒，醒后能入睡。继守原方 3 剂。

三诊（2018 年 8 月 23 号）：头晕消失，早晨 6 时左右自然醒，调上方用量善其后。

按：《素问·至真要大论》"病机十九条"有"诸风掉眩，皆属于肝"。患者头晕伴有双目发胀感，符合肝开窍于目。每晚丑时醒，而丑时是厥阴欲解时，《伤寒论》六经欲解时，临床上往往看到疾病在这时出现症状或原有症状加重，应该说是疾病演变的"相关时"，厥阴欲解时是丑至卯上。患者头晕、双目发胀感、丑时醒、舌红、苔黄厚、脉沉弦均为厥阴上热下寒、寒热错杂之象，可予《伤寒论》厥阴病代表方乌梅丸治疗。服用乌梅丸后患者症状好转，睡醒时间推迟到寅时，复诊续服原方 3 剂，头晕消失，早晨 6 时左右自然醒（卯时）。从该病例能看出余师在六经辨证基础上运用五运六气，从《伤寒论》六经欲解时入手，抓住丑时之象，拓展了经方的运用途径。

（整理：任醒华；指导：余尚贞）

皮肤瘙痒案

刘某，女，60岁。门诊号：M2879587。2018年08月15日初诊。

主诉： 皮肤瘙痒2月余。

病史： 患者2月前开始出现周身皮肤瘙痒，全身散在红疹，以腰腹部及双手臂为甚，一直未予治疗，现慕名而来。刻症见：周身皮肤瘙痒，周身散在红疹，患处自觉灼热，用冷水冲洗后方可缓解，且瘙痒每于凌晨2点左右加重。口干，胃纳可，二便调，舌暗红，苔白厚腻，脉沉。

既往史： 患者2017年曾于外院行甲状腺滤泡癌切除术、肾上腺瘤切除术，行碘131治疗2次，已口服强的松治疗1年余。

中医诊断： 皮肤瘙痒。

西医诊断： 皮炎。

辨证： 寒热错杂。

治法： 清上温下，寒热并用。

处方： 乌梅丸。

乌梅50g	细辛6g	干姜10g	黄连18g
当归12g	淡附片10g	桂枝10g	太子参30g
黄柏12g	花椒5g		

5剂，日1剂，水煎，分2次口服。

二诊（2018年8月23日）： 皮肤瘙痒已明显好转，纳眠可，二便调，苔白腻，脉沉弦。效不更方，守前方5剂。

三诊（2018 年 8 月 28 日）：皮肤瘙痒已完全缓解，皮肤丘疹颜色变暗，无新出丘疹，胃纳可，夜寐一般，大便调，舌红，苔黄腻，脉弦。继续守前方 5 剂（图 4）。

按：该患者以"皮肤瘙痒 2 月余"为主诉就诊，细问之下，该症状主要有两个特点：其一，瘙痒于凌晨 2 时左右加重；其二，患处自觉灼热感，用冷水冲洗后方可缓解。

立足于症状发作的时间上看，患者症状每于凌晨 2 点加重，《伤寒论》云："厥阴病欲解时，从丑至卯上。"即凌晨 1~7 点均为厥阴病欲解时。这提示了该患者可考虑从厥阴病论治。

从伴随症状来看，患者除了瘙痒还伴有灼热感，然该患者既往有恶性肿瘤病史，且长期服用激素，再结合患者舌脉等情况综合考虑，可见患者之"热"绝非单纯之实热，实乃下寒不能制上而出现的"热证"的表现。《素问·六微旨大论》云："厥阴之上，风气治之，中见少阳。"厥阴为风木之脏，内寄相火，风木之气禀少阳冲和之性敷布条达，方可和阴通阳，调畅气血。厥阴为病，升发失常，相火内郁，则会出现"消渴，气上撞心，心中疼热，饥而不欲食"等厥阴病之提纲证。症状虽繁，却离不开"上热下寒"之病机。该患者虽无厥阴病提纲证之表现，但是却符合厥阴病"上热下寒"之病机特点。

综上，余师认为该患者可从厥阴病论治，方用乌梅丸。方中附子、蜀椒、细辛、干姜、细辛五味热药以温阳，乌梅、当归补肝体，太子参益气，黄连、黄柏清其相火内郁之热。全方寒热并用，补泻兼施，使阴阳臻于平和而瘙痒自除。

（整理：陈健华；指导：余尚贞）

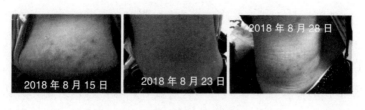

图4 患者治疗前后变化

泄泻案

周某，女，43岁。门诊号：M2861606。2018年8月23日初诊。

主诉：大便不成形3月。

病史：患者近3月来无明显诱因出现大便不成形，日行1次，无腹痛、腹胀，故来诊。刻症见：胃纳可，夜寐欠佳，多梦易醒，多于凌晨3点左右早醒，恶寒，小便调，双下肢静脉曲张。舌淡，边有瘀斑，苔腻微黄，脉沉弦。

既往史：既往彩超发现有子宫肌瘤，具体不详。

中医诊断：泄泻。

西医诊断：慢性肠炎。

辨证：厥阴上热下寒。

治法：清上温下。

处方：乌梅丸加减。

乌梅 40g	淡附片 6g	细辛 3g	桂枝 8g
干姜 5g	太子参 30g	黄连 10g	黄柏 8g
当归 10g	花椒 5g		

5剂，日1剂，水煎，分2次口服。

二诊（2018年9月4日）：诉服药后大便已成形，日行1次，胃纳可，夜寐较前易入睡，但仍有早醒（凌晨3点左右），恶寒较前好转，小便调。舌淡，边有瘀斑，苔微黄腻，脉沉弦。诸症皆有转佳，守前方加桂枝至10g，淡附片10g，黄柏10g，干姜10g，黄连12g，继服5剂。

按：病人虽以大便不成形为主诉来诊，但夜寐难眠也是病人困扰之一。余师抓住病人每晚于凌晨3点早醒这一特点，恰与厥阴病欲解时（丑时至卯时）相契合，认为本病可从厥阴入手。陈修园《伤寒论浅注》云："察阴阳之数，既可推其病愈之日，而六经之病欲解，亦可于其所旺时推测而知之……邪欲退，正欲复，得天气之助，值旺时而解矣……以见天之六淫，能伤人之正气；而天之十二时，又能助人之正气也。"本案发病在厥阴欲解时，结合舌脉诸症之象，当属寒热错杂之证，故可选乌梅丸为主方，得乌梅丸之助，值厥阴之旺时而解，诸症皆转佳。此外，《伤寒论》还提出乌梅丸亦可治久利，故本案服乌梅丸5剂，三月之久疾亦随之而解。

当然，在临床工作中，不可拘泥于抓住六经欲解时之象就盲目用药。中医的诊病思维还是在于辨证论治，结合当下的疾病特点、舌脉之象，合理选方。这样才能达到理想的临床效果。

（整理：余妮；指导：余尚贞）

胸痹案

陈某，女，68岁。门诊号：50240494。2018年8月31日初诊。

主诉： 胸闷不适2周。

病史： 患者2周前出现胸闷、心悸、气促，症状反复出现，夜间多见，无胸痛，无头晕头痛等，故来诊。刻症见：烦躁焦虑，手冷，汗多，夜寐欠佳，入睡困难，易早醒，夜尿1次，大便可，舌暗红，苔薄黄，脉沉。

既往史： 有反复心悸病史30余年，2016年于我院住院，完善动态心电图等检查未见明显异常，诊断为"心神经官能症""焦虑状态"。

中医诊断： 胸痹。

西医诊断： 心神经官能症。

辨证： 寒热错杂，上热下寒。

治法： 清上温下。

处方： 乌梅丸加味。

麦冬50g　　乌梅50g　　细辛3g　　干姜10g

黄连15g　　当归12g　　附子10g　　桂枝10g

太子参25g　黄柏10g　　花椒5g

5剂，日1剂，水煎，分2次口服。

二诊（2018年9月27日）： 胸闷、心悸有所改善，仍入睡困难，易醒，汗多，大便偏烂，舌仍暗红，脉沉。患者舌象仍暗红，火热之象仍明显，结合时下运气，岁运太火，主气五之气阳明燥金,客气少阴君火加临,故前方基础上麦冬、乌梅加至 60g,黄连加至 18g,温热药干姜、附子减半,桂枝减至 8g,太子参加至 30g 扶土。

患者定期复诊,12 月 18 日复诊时心悸、胸闷明显缓解,睡眠改善,舌红苔白润,脉细。嘱患者继续服中药治疗。

按: 厥阴包括足厥阴与手厥阴两经,及其所属的肝与心包二脏。厥阴心包为心之外卫,代心用事。厥阴肝主藏血,内寄相火,主疏泄,喜条达而恶抑郁。本案患者主症为胸闷、心悸、睡眠不佳、烦躁焦虑,涉及厥阴二脏。又《素问·阴阳离合论》云:"三阴之离合也,太阴为开,厥阴为阖,少阴为枢。"《素问·至真要大论》云:"帝曰:厥阴何也?岐伯曰:两阴交尽也。"故病至厥,两阴交尽,由阴转阳,一阳初生。若阴阳两气不相交接,阳气难出,此阴盛阳衰故也。厥阴有阴尽阳生的特性,若阴阳之气交接转换不利,则出现寒热错杂证。《伤寒论》中提到:"厥阴病欲解时,从丑至卯上",六经病欲解时可认为是疾病的相关时,可表现为证候加重。而本案患者胸闷、心悸的症状常于夜间多见,早醒也多在下半夜,且见入睡困难、多汗、手冷、舌暗红苔薄黄,脉沉等寒热错杂的特点。故余师抓住此病象,按厥阴病辨证,方选主治厥阴病之乌梅丸。但由于患者火象较为突出,兼有阳不入阴、入睡困难之象,除考虑"厥阴欲解时"的疾病日之节律,还应考虑自然界年节律及四季节律的影响,结合五运六气辨证施治,因而调整方中寒凉药与温热药的用量比例,灵活加减运用经方,辨证准确,故而取效。

(整理:练景灏;指导:余尚贞)

60

高血压案

伍某，男，65岁。门诊号：M1187115。2018年8月02日初诊。

主诉：反复头晕1年，加重2天。

现病史：患者1年来反复头晕，近2日头晕加重，故来诊。刻症见：头晕，偶有右额部搏动样疼痛及颈项不适，夜寐欠佳，入睡困难，凌晨2~3点易醒，就诊时测血压150/100mmHg，纳可，大便调，夜尿1次，舌淡苔黄，脉弦，肺脉大。

既往史：有高血压病史1年，平素未规律服用降压药，自测最高血压达160/105mmHg。

中医诊断：眩晕。

西医诊断：高血压病。

辨证：厥阴上热下寒，阳明不降。

治法：清上温下兼降阳明。

处方：乌梅丸加味。

姜半夏8g	当归10g	麦冬35g	熟附子5g
乌梅40g	桂枝8g	细辛6g	党参20g
干姜10g	黄柏10g	黄连10g	花椒5g

5剂，日1剂，水煎，分2次口服。

二诊（2018年9月11日）：患者无头晕，头痛及颈部不适减轻，睡眠较前稍有改善。血压为145/86mmHg。

坚持每周复诊，2019年1月8日来诊断时已无明显头晕头痛，夜寐改善。每次复诊血压波动在120~150/70~86mmHg

之间。

按： 该患者不适主要表现为头晕，入睡困难，下半夜2~3点易醒，舌淡苔黄，脉弦。余师认为虽上热下寒之象不突出，但下半夜2~3时醒为"厥阴欲解时"的相关症状。厥阴风木失条达，阳亢风动表现为头晕及血压升高。《素问·阴阳离合论》云："圣人南面而立，前曰广明，后曰太冲，太冲之地，名曰少阴，少阴之上，名曰太阳……广明之下，名曰太阴，太阴之前，名曰阳明……厥阴之表，名曰少阳……是故三阳之离合也，太阳为开，阳明为阖，少阳为枢……三阴之离合也，太阴为开，厥阴为阖，少阴为枢。"厥阴之经，三阴之阖，厥阴居东向南，阴气渐消，并合于阳，故为阴之阖，阴极而阳气始生，与少阳之经互为表里，枢转运阳，调畅气机，运行气血，调节人体阴阳之气顺接及脏腑功能。方选厥阴病主方乌梅丸，酸苦甘辛，寒热并用，清上温下，阴阳兼顾，调节枢机运动，使机体阴阳升降趋于正常。此外，余师把舒张压升高看作阳明不降之象。患者前额搏动性疼痛，前额为阳明经所过，入睡困难亦为阳不入阴之象，故考虑还有阳明不降之机。阳明居西北方，阳气渐收，藏合于阴，为三阳之阖，与厥阴相反相成，故加味麦冬半夏以降阳明。中医治疗高血压病多从平肝潜阳治疗，而本方中细辛、肉桂、附子、花椒等皆属温热之品，治疗高血压病时，临床医生使用不多或不敢用，而能否抓准病机是关键。从此可见从三阴三阳"开阖枢"来认识病机及"六经欲解时"以灵活运用经方的奇妙之处。

（整理：练景灏；指导：余尚贞）

头痛案

黄某，男，55岁。门诊号：36051567。2018年12月6日初诊。

主诉：反复头痛多年。

现病史：患者头痛多年，天气变化、疲劳、低头可诱发，多为左侧痛甚，不堪其扰，故来诊。刻症见：畏寒，自觉睡时腹部冰冷感，口干口苦，晨起尤甚，纳寐可，夜尿1~2次，偶有大便日行4~5次，质软烂。舌红，苔薄白，边有齿痕，脉沉弱。

中医诊断：头痛。

西医诊断：头痛查因。

辨证：上热下寒。

治法：清上温下。

处方：乌梅丸加减。

乌梅50g	细辛3g	干姜10g	黄连15g
当归12g	淡附片8g	桂枝10g	太子参30g
黄柏10g	花椒5g	麦冬50g	

5剂，日1剂，水煎，分2次口服。

二诊（2018年12月20日）：自诉左侧头痛较前缓解，项强，左侧肢体乏力麻木感，怕冷，周身乏力，稍口干，纳寐同前，夜尿1~2次，大便次数较前减少，舌淡红苔薄，脉沉。上方黄连改为12g，黄柏改为5g，余药不变，予5剂。

三诊（2018年12月25日）：遇风寒偶感前额隐痛，颈项强，肩部不适，左侧肢体麻木减轻，腰腿偶感疼痛不适，周身乏力较前缓解。近日夜寐欠佳，早醒(4时左右)，夜尿1~2次，大便调，舌红苔薄黄，脉沉弦。继前方加白芷，药入阳明，祛风止痛。予5剂。

四诊（2019年1月15日）：头痛较前明显减轻，偶有不适，精神状态较前好转，偶有周身疼痛，依旧畏风，夜寐尚可，舌淡苔薄，脉沉缓。续方5剂以固效。

按： 乌梅丸出自张仲景《伤寒论》338条："蛔厥者，乌梅丸主之。"为治厥阴病之主方，其病机以寒热错杂，上热下寒为主。虽乌梅丸为治疗蛔厥而设，但其不限于蛔虫病，柯韵伯曾云："乌梅丸为厥阴主方，非只为蛔厥之剂矣。"他还曾说："仲景此方，本为厥阴诸证立法，叔和编于吐蛔条下，令人不知有厥阴之主方，观其用药与诸症相符，岂止吐蛔一证耶？"余师善抓病人主象，患者平素畏寒，且在天气变化或疲劳时出现头痛，大便日行4~5次，睡时有腹部冰冷感、舌红、口干口苦、脉沉弱等一派寒热错杂、上热下寒之象，故用乌梅丸加减，清上温下，通调寒热。患者服药15剂后头痛好转明显，临床取得较好疗效。余师在临床上也常用乌梅丸治疗胸痹、腹泻、眩晕等辨证属上热下寒证等疾病，皆取得佳效。余师常强调中医辨证论治的重要性，抓主象，审病机，而不是局限于病变部位。在临床上准确用方，巧妙加减，方可取得良好疗效，此正是《内经》"必伏其所主，而先其所因也"。

（整理：周小琼；指导：余尚贞）

不寐案

梁某，男，43岁。门诊号：3044279。2019年2月15日初诊。

主诉：不寐3年余。

病史：患者3年前无明显原因出现早醒，常于凌晨1~3时醒来，醒后难以入睡，多梦，夜尿1~2次，少许口干口苦，无烦躁盗汗，无五心烦热，晨起后自觉肩部寒冷不适、头晕、乏力，长期便秘，舌红苔薄白，脉沉。

中医诊断：不寐。

西医诊断：失眠。

辨证：厥阴上热下寒。

治法：清上温下，益气养血。

处方：乌梅丸加减。

乌梅30g	细辛3g	干姜6g	黄连8g
当归12g	桂枝10g	太子参30g	淡附片10g先煎
黄柏6g	花椒5g	生白术40g	

5剂，日1剂，水煎，分2次口服。

二诊（2019年03月07日）：患者诉服药期间睡眠质量明显改善，仍于凌晨1~3时醒来，但醒后能入睡，守前方5剂巩固疗效。

按：《伤寒论》第328条云："厥阴病，欲解时，从丑至卯上。"《伤寒论》的"六经欲解时"在临床上往往表现为疾病在这个时段证候出现明显的加重或减轻，因此可理解为"相关时"。本案患者每于凌晨 1~3 点醒来不能入睡，为厥阴病欲解时。《素问·阴阳离合论》云："三阴之离合也，太阴为开，厥阴为阖，少阴为枢。"《说文》云："阖，门扇也。阴尽阳生之厥阴，如门户关闭。"《素问·阴阳应象大论》云："……阳生阴长，阳杀阴藏。"如若失常，阴尽阳生厥阴之时，阴阳之气不相顺接，故患者表现为丑时醒来、醒后难以入睡、口干口苦、头晕、乏力、肩部寒冷、舌红苔薄白脉沉等寒热错杂、上热下寒之象。余师认为，本病与厥阴病乌梅丸证病机相符，故选用乌梅丸，寒热并用，清上温下，攻补兼施，诸药配伍，并行不悖。因患者长期便秘，故加用生白术以健脾通便。

余师运用乌梅丸可谓得心应手，认为乌梅丸可治疗具有"厥阴阖不利、阴阳气不相顺接、寒热错杂、上热下寒、或病症在下半夜出现或加重"等特点的不同疾病，为进一步拓宽乌梅丸应用范围提供了广阔思路。

（整理：林东桥；指导：余尚贞）

腹痛泄泻案

许某，男，31 岁。门诊号：2001369。2019 年 03 月 20 日初诊。

主诉： 反复腹痛腹泻多年。

病史： 患者多年前无明显诱因出现左下腹痛，以隐痛为主，晨起为甚，伴有腹泻。曾于外院行胃肠镜提示慢性胃肠炎。于多家医院门诊治疗后腹泻较前减少，腹痛仍反复发作。

刻症见：腹痛时有发作，矢气频，气味臭，口舌干，无口苦，伴有腹泻，每日 2~3 次。胃纳可，夜寐一般，夜尿 1 次，平素怕冷，舌红苔薄黄，脉弦细。

中医诊断：腹痛泄泻。

西医诊断：慢性胃肠炎。

辨证：寒热错杂，上热下寒。

治法：清上温下。

处方：乌梅丸加减。

乌梅 50g	细辛 3g	干姜 10g	黄连 15g
当归 10g	淡附片 5g	桂枝 10g	太子参 30g
黄柏 10g	花椒 5g		

5 剂，日 1 剂，水煎，于每日 16 时、19 时服用。

二诊（2019 年 3 月 28 日）：诸症缓解，无腹痛，无口干口苦，服药时大便质可，停药后大便偏烂，日 1 次。纳寐可，舌红苔薄黄，脉弦细。前方桂枝减至 5g，予 5 剂。

三诊（2019 年 4 月 4 日）：大便初成形后偏烂，无腹痛，余无不适，舌红苔薄黄，脉弦细。效不更方，继以 5 剂。嘱患者每周复诊。

2019 年 4 月 11 日、2019 年 4 月 18 日复诊诸证缓解，无明显不适，停药随诊无复发。

按：余师认为本案患者反复腹痛腹泻多年、口舌干、平素怕冷、舌红苔薄黄、脉弦细等特点为厥阴寒热错杂、上热下寒之征象，故选用厥阴病之主方乌梅丸。《伤寒论》338 条亦云："蛔厥者，乌梅丸主之。又主久利。"按五运六气理论，今年为土虚木亢之年，而厥阴主方乌梅丸有泻木安土之效，组方中君药之乌梅可平肝木，叶天士《本草经解》云："乌梅气平，禀天秋收之金气，入手太阴肺经；味酸无毒，得地东方之木味，入足厥阴肝经。气味俱降，阴也。"又云："……味酸气平，能平肝木，木和心自安也。"纵观全方，辛开苦降，可使脾胃升降正常，中焦调畅。方中之参、归补虚安中，以泻风木之有余，安中土之不足，使风木得静，中土得安，脾胃得和。通过扶土抑木，从而达到源流并治，治已防变之效果，确有"见肝之病，知肝传脾，当先实脾"之意，此乃泻肝安胃一大法也。

临床上，余师善用乌梅丸治疗各种疾病，如腹痛腹泻、胸痹、失眠、头痛、眩晕等辨证属厥阴上热下寒之证，即"凡阳衰于下，火盛于上，气逆于中诸证皆可随证施用"。

（整理：向蕾；指导：余尚贞）

十七、三因司天方

眩晕案一

马某，女，52岁。门诊号：20334217。2018年4月17日初诊。

主诉： 反复头晕9年，加重1天。

现病史： 患者9年前开始出现反复头晕，在多家医院就诊，诊断为高血压病，自诉服降压药不适及过敏，故未规律服用降压药。1 天前头晕明显，伴恶心欲呕，故来诊。刻症见：患者形体肥胖，头面及四肢皮肤发红，无视物模糊，无头痛，无肢体麻木无力，纳寐差，二便调，舌淡红苔薄白，脉弦滑大。

体格检查：血压为 190/120mmHg。

中医诊断：眩晕。

西医诊断：高血压 3 级（很高危组）；头晕查因：短暂脑缺血发作？其他？

辨证：厥阴风阳上扰。

治法：镇肝息风，滋阴潜阳。

处方：镇肝息风汤加减。

龟甲 15g 包煎	天冬 20g	玄参 20g	白芍 10g
牡蛎 30g 先煎	茵陈 20g	煅赭石 15g 先煎	川牛膝 15g
龙骨 25g 先煎	甘草 10g	川楝子 10g	炒麦芽 30g

3 剂，日 1 剂，水煎，分 2 次口服。

患者头晕，面红如醉，四肢皮肤也红，舌淡红，苔薄白，脉弦滑而大，考虑肝风内动病机，遂予镇肝息风汤以息风潜阳。建议入院治疗，住院期间以此方为主，出院后患者继续门诊随诊。

二诊（2018 年 5 月 8 日）：患者头晕反复，晕甚伴恶心欲呕，少许头痛，面部及皮肤红，右手皮肤有皮疹伴瘙痒（既往外院诊断为皮炎，间断口服糖皮质激素），口干口苦，纳寐可，二便调，舌淡红苔稍黄腻，脉弦。血压为 170/104mmHg，诉血压控制较差。

辨证：少阳痰热上扰。

处方：柴胡温胆汤加味。

柴胡 30g	黄芩 15g	太子参 15g	白鲜皮 15g
赤小豆 30g	大枣 15g	陈皮 10g	甘草 10g
茯苓 40g	姜半夏 12g	竹茹 15g	枳实 15g

6剂，日1剂，水煎，分2次口服。

按：患者血压仍波动，头晕反复，晕甚喜呕，又见口干口苦，舌苔黄腻，考虑少阳痰热上扰，方改为柴胡温胆汤。再者"肥人多痰湿"，脾为生痰之源，肥人也多见脾虚，故加太子参以健脾，另外再加赤小豆、白鲜皮清热利湿止痒。

三诊（2018年5月12日）：头晕，昏沉不适，皮肤瘙痒好转，面红，纳差，寐可，二便调，舌淡红苔白腻，脉沉。血压为160/100mmHg。

辨证：少阳痰热上扰。

处方：温胆汤加味。

钩藤 30g	牡蛎 30g	太子参 15g	白鲜皮 15g
赤小豆 30g	大枣 15g	陈皮 10g	甘草 10g
茯苓 40g	姜半夏 12g	竹茹 15g	枳实 15g
川牛膝 15g	赤芍 10g		

6剂，日1剂，水煎，分2次口服。

按：余师见少阳痰热证缓解，头晕症状及血压未见明显好转，故去柴胡、黄芩，加钩藤、牛膝、赤芍、牡蛎，以息风化痰。

患者门诊每月复诊，以此方略作加减，血压仍波动明显，控制欠佳。

复诊（2018年8月14日）：患者仍有头晕，晕甚时伴恶心欲呕，皮疹消退，四肢皮肤及颜面部红，入睡困难，纳可，二便调，舌淡红苔白腻，脉左右皆沉。血压为150/110mmHg。

辨证： 阳明不降。

处方： 麦门冬汤加减。

麦冬 50g	党参 15g	桑白皮 15g	紫菀 15g
姜半夏 10g	甘草 10g	白芷 10g	竹叶 10g
生姜 12g	大枣 10g		

5剂，日1剂，水煎，分2次口服。

按： 前以息风化痰之法，效果仍未尽人意。细心观察，患者多次复诊脉象皆沉，非肝脉弦大之象，恶心欲呕，非风木横犯，实为阳明不降。患者胃气上逆，入睡困难，颜面红赤，同为阳明不降之象。又患者素有皮疹，皮肤红，清代陆子贤言："疹为太阴风热，斑为阳明热毒。"虽非温病之斑疹，但病机相类，结合戊戌年火运太过，炎暑流行，肺金受邪，方当选六戊年麦门冬汤，润降以阖阳明，宣肺以开太阴。

此后数月均以此方，略有加减。患者头晕渐有减轻，诉血压控制尚可，门诊每月复诊，血压波动在120~150/75~95mmHg之间。

复诊（2019年2月20日）：患者头晕少许缓解，颜面红赤，性格急躁，纳寐可，大便秘结，小便调，无其他不适，舌淡红苔白腻，右脉大，左脉沉。血压为190/120mmHg。

辨证： 阳明不降。

处方： 小承气汤合麦门冬汤加减。

苦杏仁 10g	厚朴 10g	枳实 15g	大黄 10g
山茱萸 30g	白芍 30g	煅赭石 25g	牡蛎 30g

麦冬 60g　　姜半夏 15g　　太子参 15g　　甘草 10g

茯苓 50g　　牛膝 20g

6 剂，日 1 剂，水煎，分 2 次口服。

按： 患者血压再次升高，头晕，颜面红赤，大便秘结，考虑阳明不降病机更加突出，仍需降阳明之气。脉象左脉沉，右脉大，为"阳明不降，太阴不升"之征象，故需同时开太阴之气。方中取麦门冬汤中麦冬、半夏，加以小承气汤通腑，合奏降阳明之功；苦杏仁归肺与大肠两经，有宣肺能开太阴、润肠以降阳明之妙；甘温之太子参、甘草，淡泻之茯苓，可开太阴脾经之气。黄元御《四圣心源》中所论："祖气之内，含抱阴阳，阴阳之间，是谓中气。中者，土也，土分戊己，中气左旋，则为己土，中气右转，则为戊土。戊土为胃，己土为脾。己土上行，阴升而化阳，阳升于左，则为肝……戊土下行，阳降而化阴，阴降于右，则为肺……"肝气左升，肺气右降，与中气的升降密切相关，故考虑在降阳明的基础上，复用平肝潜阳，加味山茱萸滋肝阴，牡蛎育阴潜阳，煅赭石、芍药平肝柔肝，牛膝引血下行，诸药相合，故而取效。

此后患者坚持每月或半月来诊，血压控制较好，门诊复测血压波动在 110~130/70~85mmHg 之间。

复诊（2019 年 5 月 30 日）：5 月中旬因余师停诊半月，故在其他医生门诊就诊，考虑风阳上扰，改方为天麻钩藤饮后，患者诉血压控制不佳，现血压 170/110mmHg。继续守用前方。

复诊（2019 年 6 月 6 日）：患者诉血压控制较好，门诊测血压为 130/85mmHg。

按：余师认为，肝阳上扰与阳明不降同为阳气上逆，临证之时容易混淆，而辨证不准确，疗效天差地别。对于本案高血压患者，先从肝阳论治不效，再从阳明不降论治获得良效，并且在余师停诊期间，其他医师换用天麻钩藤饮而使患者血压复起也证实了这一点。余师临证所见高血压患者中，属阳明不降者，脉象多沉，非弦滑大脉，并可见阳明腑及阳明经证，如大便秘结、呕吐、前额头痛等，同时还有舒张压升高为主的特点。

（整理：练景灏；指导：余尚贞）

中风先兆案

何某，女，61 岁。门诊号：36268813。2016 年 2 月 18 日初诊。

主诉：右侧肢体麻木 20 小时。

现病史：患者于昨日 20 时左右无明显诱因出现右侧肢体麻木，伴有头晕，无视物旋转，无恶心呕吐等不适，经休息未见明显好转，故来诊。刻症见：患者精神差，头晕，右侧肢体麻木，纳寐欠佳，大小便尚调，舌暗红，苔白稍腻，脉弦。

既往史：有高血压病史 10 余年，不规则服药。

体格检查：血压为 192/98mmHg。

建议患者住院治疗，患者拒绝。

中医诊断：中风 – 中经络。

西医诊断：肢体麻木查因：TIA？急性脑梗死（小动脉病

变）？高血压 3 级（很高危组）。

辨证：风阳上扰兼血瘀。

治法：平肝息风，活血祛瘀，兼降阳明。

处方：镇肝息风汤合桂枝茯苓丸加减。

川牛膝 15g	生地黄 30g	牡蛎 25g	龙骨 25g
钩藤 30g	桂枝 10g	茯苓 10g	牡丹皮 10g
赤芍 10g	桃仁 10g		

6 剂，日 1 剂，水煎，分 2 次口服。

西药：口服坎地沙坦酯片 4mg，每日 1 次，口服尼群地平片 10mg，每日 1 次。

二诊（2016 年 2 月 25 日）：患者近 1 周未见右侧肢体麻木发作，未诉明显不适，自觉身体舒适，纳寐一般，二便调。血压 150/90mmHg。效不更方。

后患者坚持复诊，右侧肢体麻木均未再发，未诉明显不适，纳寐一般，二便调。于 2016 年 4 月 14 日停用尼群地平片，单用坎地沙坦酯片与每周 4 剂中药治疗。血压控制在 140~150/80~85mmHg 左右。

按：患者右侧肢体麻木，伴有头晕，收缩压、舒张压均高，四诊合参，患者整体以实证为主。余师认为是风阳上扰，阳明瘀热之象，当以平肝息风，凉血祛瘀，兼降阳明为法。

复诊（2016 年 6 月 14 日）：患者停药 1 周后出现左侧足底，右手麻木不适，视物不清，舌淡暗苔薄白，脉细。血压 140/98mmHg。患者停药后症状反复，嘱患者坚持原方治疗。

复诊（2016 年 7 月 15 日）：患者左足底及右手麻木无明显缓解，舌淡暗，苔薄白，脉沉细。血压 140/90mmHg。前方加山茱萸 30g，菟丝子 15g。患者服用此方后症状缓解。

复诊（2016 年 8 月 25 日）：患者病情稳定，近日大便偏稀，日 3 次。舌淡暗，苔薄白，脉沉细。血压 138/80mmHg。

辨证：脾肾两虚血瘀。

处方：肾气丸加减。

淫羊藿 10g	砂仁 10g	炒白术 15g	炒麦芽 30g
炒白芍 15g	川牛膝 15g	杜仲 15g	熟地黄 30g
山药 15g	山茱萸 15g	茯苓 10g	泽泻 10g
牡丹皮 10g	金樱子肉 10g		

6 剂，日 1 剂，水煎，分 2 次口服。

按：患者停药后症状反复，且出现新的症状，续用原方症状无明显缓解，说明患者病机发生了转变。四诊合参，为脾肾两虚之象。加用山茱萸、菟丝子后患者症状缓解，血压控制良好。后患者就诊时又出现腹泻，改为肾气丸加建中补脾药，共奏补益脾肾，敛肠止泻之功。服用 6 剂后患者病情稳定，血压控制在 130~150/80~90mmHg，后患者停用坎地沙坦酯片。

复诊（2016 年 10 月 14 日）：患者未诉明显不适，舌淡暗苔薄白，脉弦。血压为 160/92mmHg。收缩压及舒张压均偏高，为风阳上扰、阳明不降之象。前方加煅龙骨 25g，赤芍 10g，桃仁 10g，桂枝 10g，去炒白芍、熟地黄、山药、泽泻。拟方如下。

煅龙骨 25g 先煎	淫羊藿 10g	砂仁 10g	炒白术 15g
炒麦芽 30g	川牛膝 15g	杜仲 15g	山茱萸 15g
茯苓 10g	牡丹皮 10g	桃仁 10g	赤芍 10g
桂枝 10g			

复诊（2016年11月25日）：患者未诉明显不适，舌淡暗苔薄白，脉弦。血压为180/100mmHg。前方加钩藤30g。

复诊（2016年12月9日）：患者未诉明显不适，舌淡暗苔薄白，脉弦。血压160/100mmHg。患者血压仍高，前方加牡蛎30g，山茱萸加量至30g，去桂枝、淫羊藿。拟方如下。

煅龙骨 25g 先煎	钩藤 30g	砂仁 10g	炒白术 15g
炒麦芽 3g	川牛膝 15g	杜仲 15g	山茱萸 30g
茯苓 10g	牡丹皮 10g	桃仁 10g	赤芍 10g
牡蛎 30g 先煎			

后患者坚持每月复诊，每周4剂中药，病情稳定，血压偶有波动，但大多数测量血压波动于130~140/68~90mmHg。

复诊（2018年8月21日）：患者偶有咳嗽，少许黄痰，间有左小腿灼热感，纳眠可，二便调，舌暗红苔薄白脉沉细。血压190/98mmHg。更方为六戊年麦门冬汤加减。

牡蛎 30g 先煎	麦冬 50g	白芷 12g	姜半夏 12g
淡竹叶 15g	桑白皮 15g	紫菀 15g	党参 15g
甘草 10g	大枣 10g	生姜 10g	

6剂，日1剂，水煎，分2次口服。

复诊（2018年9月6日）：患者未诉咳嗽，仍偶有左小腿灼热感，程度减轻，视物欠清，舌暗红，苔薄白，脉沉细。血压150/88mmHg。前方加砂仁10g，牛膝15g。后患者左小腿灼热症状缓解。随后几月患者每月复诊，血压稳定在130~140/75~88mmHg。

按：六戊年麦门冬汤何以能治高血压病？2018年为戊戌年，太阳寒水司天，太阴湿土在泉，岁火太过，炎暑流行，肺金受邪，故出现咳嗽不难理解。患者血压再次升高，结合今年运气情况，余师认为是太阴不升，阳明不降之故。余师选用针对戊戌年火运太过之六戊年麦门冬汤以开太阴降阳明。麦冬与半夏相伍可降阳明；桑白皮、白芷可宣发肺脾之气，开太阴；紫菀主咳逆上气，温润苦泄；淡竹叶"凉心经，益元气，除热，缓脾"，同时用党参、甘草、大枣相配，培土生金，麦门冬汤正符合"太阴开，阳明阖"的理论。

复诊（2019 年 1 月 15 日）：患者视物模糊，双膝疼痛，部位游走不定，干咳，流鼻涕，舌暗有瘀斑苔薄白，脉弦。前方加防风 15g，去淡竹叶。血压 160/86mmHg。

复诊（2019 年 2 月 26 日）：患者眼部疲劳，视物模糊，时有头晕，双膝关节疼痛，大便偏烂，舌暗红苔薄白，纳寐可，脉左沉右弦。血压 140/100mmHg。前方去防风、白芷、桑白皮、紫菀，加升降散。

僵蚕 12g	蝉蜕 6g	大黄 10g	姜黄 15g
砂仁 10g	牛膝 15g	牡蛎 30g	麦冬 50g
姜半夏 12g	党参 15g	甘草 10g	大枣 10g

6 剂，日 1 剂，水煎，分 2 次口服。

后患者坚持复诊，病情稳定，血压控制于 130~140/80~90mmHg。

按：患者头晕，眼部疲劳，视物模糊，可认为是清阳不升、浊阴不降之象，升降散中僵蚕、蝉蜕升阳中之清阳，大黄、姜黄降阴中之浊阴，亦符合"太阴阳明升降失和"的病机，可辅助前方，加强升太阴、降阳明之功。

此案经治数年，纵观整个病程，随着时间、环境、用药等的变化，患者体内正邪消长也不断在变化，因此病机也不断在转换，但总体病情是向好的方向发展。许多慢性病、疑难病患者往往伴多种疾病于一身，若患者依从性好，医生能掌握核心病机，"观其脉证，知犯何逆，随证治之"，患者尤能获得较好的疗效及生活质量，从长远来看，这也是中医"治病求本"最终获得较好远期疗效的原因。

（整理：向蕾；指导：余尚贞）

咳嗽案

谭某，男，54 岁。门诊号：36147503。2019 年 4 月 4 日初诊。

主诉：咳嗽咯痰 2 天。

现病史：患者 2 天前出现咳嗽咯痰，无发热，故来诊。刻症见：患者咳嗽咯痰，恶风寒，微微汗出，头痛，大便烂，胃纳可，眠可，舌淡，苔白，脉缓。

中医诊断：咳嗽。

西医诊断：上呼吸道感染。

辨证：土气不足，外感风寒。

治法：培土生金。

处方：白术厚朴汤加减。

苦杏仁 9g	桑白皮 20g	紫菀 15g	白术 10g
厚朴 10g	姜半夏 10g	广藿香 10g	肉桂 5g 焗服
青皮 10g	炮姜 15g	炙甘草 15g	

2剂，日1剂，水煎，分2次口服。

2019年4月28日因头晕来诊，称上次服药2剂症状已消失。

按：患者以咳嗽咯痰为主诉就诊，伴有恶风寒、汗出、头痛。很明显，这是一组外感风寒表证的证候。按照六经辨证应属于太阳中风。然为何不直接用桂枝汤一类解表的方剂呢？其一，从患者的临床表现上看，除了外感风寒的表现，还有大便烂、舌淡、苔白、脉缓等一派太阴不足之象；其二，2019年乃己亥年，岁运少土。同气相求，内外结合，更应重视己亥年土运不足之基本格局。根据五行生克制化之规律，土气不足，则风木之气会相对过强，对寒水之气的抑制会减弱，化生肺金之力会减弱。因此，该患者虽然有诸多外感风寒之表现，但是其内在的病理基础乃土气不足，化生肺气之力不足，抵御外邪之能力也相应减弱。

古语有云："射人先射马，擒贼先擒王。"治病亦如此，必须抓住主要病机，方能药到病除。因此，针对该患者土气不足之主要病机，余师以白术厚朴汤为底方对治。全方以白术、厚朴、炮姜、炙甘草等厚土气，同时起到培土生金之效；桂心、青皮等泻木气，并予杏仁、桑白皮、紫菀等宣肺气，标本兼顾，故2剂药后诸症尽除。

再次回顾此组方之精妙，耐人寻味。其一，《内经》云："岁土不及，风乃大行。"根据五行生克制化之规律，土气不足，则风木之气会相对过强。治疗上，补土的同时必须抑木，故以桂心、青皮等泻木气，从而增强补土之力。其二，木胜则金复。人体自身有其平衡系统，有一分胜气，便有一分复气以抑制它，不令其太过。治疗上，便可借其势，以更好地达到治疗效果。故杏仁、桑白皮、紫菀等药，不独为宣肺所用，也通过加强肺金之力以抑木，进而又增强了补土之力。全方标本兼顾，环环相扣，故能药到病除。

（整理：陈健华；指导：余尚贞）

产后痹病、白疕案

莫某，女，34 岁。门诊号：M2178422。2018 年 8 月 16 日初诊。

主诉：产后关节痛伴全身多处皮肤脱屑、瘙痒半年余。

现病史：患者半年前产后始出现关节疼痛，以肩关节、膝关节、踝关节为主，活动时明显，呈牵拉样，腰背部、左肩部、左手肘部、左耳后多处皮肤出现红斑、脱屑，患处瘙痒难忍。平素怕冷，腰痛不适，胃纳可，夜寐欠佳，入睡困难，易醒，夜尿 2~3 次，大便时干时稀。舌淡红，苔薄白，脉沉细弱。

月经史：月经 8 月 6 日来潮，经期 3 天，量少，色暗红，无血块，无痛经。

中医诊断：痹病，白疕。

西医诊断：产后关节痛，银屑病。

辨证：肺脾肾亏虚，寒湿阻络。

处方：静顺汤加减。

石榴皮 15g　　茯苓 30g　　木瓜 30g　　淡附片 10g

牛膝 20g　　防风 15g　　诃子 15g　　干姜 15g

甘草 15g

5剂，日1剂，水煎，分2次口服。

二诊（2018年8月23日）：患者关节疼痛稍缓解，皮肤脱屑减少，腰膝酸痛，怕冷，晨起口干口苦，胃纳可，夜寐改善，夜尿2次，舌淡，边有齿印，苔薄微黄，脉沉细。守前方，5剂，日1剂，水煎，分2次口服。

三诊（2018年9月4日）：患者皮肤脱屑减少，双膝、肩关节酸痛，夜寐如前，舌淡，边有齿印，苔薄白，脉沉细。守前方5剂。

按：2018年乃戊戌年，太阳寒水司天，太阴湿土在泉。水土合德，寒湿交加。就诊时正处四之气——厥阴风木加临太阴湿土，风湿交争。患者平素已有怕冷、腰痛、夜尿等一派阳气不足之象，且产后失养，气血亏虚，加上外有风、寒、湿之气侵袭，四肢关节在得不到充足气血濡养的同时，寒湿乘虚而入，故出现四肢关节疼痛，且伴有牵引拉感；肌肤失养，且风寒湿外阻，气血不畅，郁于肌肤表面，故出现多处皮肤红斑、脱屑瘙痒等。故余师选用静顺汤，甘温以平其水，酸苦以补其火。是以寒湿去，阳气恢复，症状得以缓解。

四诊（2018年9月11日）：患者诉关节疼痛较上次就诊缓解不明显，背部皮疹微红，局部仍有脱屑，但较前减少。胃纳可，夜寐欠佳，每于凌晨1~2时易醒，醒后难以入睡，仍有腰痛，口干口苦，舌淡苔薄白，脉沉细。月经前颜面部出现红色痤疮。

辨证：寒热错杂，上热下寒。

治法：清上温下。

处方：乌梅丸加减。

麦冬 40g	地肤子 15g	乌梅 50g	细辛 3g
干姜 10g	黄连 15g	当归 12g	淡附片 8g
太子参 30g	黄柏 10g	花椒 5g	

10 剂，日 1 剂，水煎，分 2 次口服。

按：经过治疗后，患者症状得到了一定程度的缓解，然又出现了新的症状，提示病机也发生了转变。患者夜寐欠佳，凌晨 1~2 时缓解，提示此时可从厥阴论治。且出现口干口苦、经前颜面部痤疮、腰痛、脉沉细等上热下寒之象，故选用乌梅丸。

五诊（2018 年 9 月 26 日）：患者关节痛减轻，手臂皮疹颜色变淡，脱屑减少，背部皮疹仍有脱屑，睡眠质量较前明显好转，睡觉时觉足心发热、汗多，舌淡红，苔薄白，脉沉细。

辨证：阴虚火旺。

治法：益气养阴，滋阴降火。

处方：司天麦冬汤合知柏地黄丸。

茯苓 30g	牡丹皮 15g	山药 20g	黄柏 6g
地黄 30g	盐知母 10g	麦冬 50g	白芷 15g
姜半夏 10g	淡竹叶 10g	桑白皮 15g	党参 25g
甘草 8g	大枣 10g	生姜 10g	

10 剂，日 1 剂，水煎，分 2 次口服。

按：患者症状经过系列治疗后逐步缓解，然最近出现手足心发热、汗多等阴虚火旺之象，再结合当年之年运（火运太过），余师选用司天麦冬汤合知柏地黄丸，益气养阴，滋阴降火，使阳有所藏。

六诊（2018 年 11 月 27 日）：背部及耳后脱屑加重，咽痛，咳嗽，时有少量黄痰，无汗，无口干口苦、关节疼痛，纳眠可，二便调，舌红苔薄白，脉沉弱。

辨证：肺肾两虚，火灼肺金。

治法：益气养阴，散寒除湿。

处方：司天麦冬汤合静顺汤加减。

麦冬 50g	白芷 10g	姜半夏 10g	淡竹叶 10g
桑白皮 30g	紫菀 15g	太子参 15g	大枣 15g
茯苓 30g	木瓜 30g	牛膝 20g	防风 15g
诃子 15g	麻黄 10g	甘草 15g	

5 剂，日 1 剂，水煎，分 2 次口服。

此后 1 个月余，患者均坚持门诊复诊，症状逐渐好转，在此方基础上加减治疗即可。

按：司天麦冬汤乃为戊戌年岁火太过，肺金受邪而设。静顺汤乃针对"寒临太虚，阳气不令"而设。就患者自身症状而言，外则为寒邪所束缚，故无汗、脱屑加重。内则火灼肺金，故出现咽痛、咳嗽、黄痰等热象。且当时正处戊戌年终之气，岁火太过，太阴湿土加临太阳寒水。综合考虑之下，余师选用司天麦冬汤合静顺汤加减，既益气养阴，亦散寒除湿。因患者肺金受热邪所扰，故去温燥之附子、干姜，以麻黄开宣肺气，祛除寒邪。

复诊（2019 年 2 月 19）：患者背部皮屑好转，颜色转淡，口苦，胃脘部隐痛，干呕，纳差，夜寐欠佳，五心烦热，多梦易醒，关节偶有轻微疼痛，二便调，舌红，苔薄，脉沉细。

辨证：土虚木亢。

处方：加味逍遥散和黄芪建中汤加减。

砂仁 15g	炒麦芽 30g	黄芪 20g	太子参 20g
当归 12g	白芍 15g	柴胡 12g	茯苓 60g
炒白术 25g	薄荷 10g	炙甘草 10g	牡丹皮 12g
炒栀子 5g	生姜 10g		

10 剂，日 1 剂，水煎，分 2 次口服。

复诊（2019 年 2 月 28 日）：患者后背部皮屑基本消退，纳眠尚可，二便尚调，多梦，关节基本无疼痛，舌质淡红，苔薄白，脉沉细。守前方 5 剂。嘱患者坚持服用中药，巩固疗效。

按：患者皮屑已基本消退，又出现口苦、夜寐欠佳、五心烦热、多梦易醒，胃脘部隐痛、纳差等太阴不足、少阳郁热之象，结合今年运气（土运不足）分析，以加味逍遥散及黄芪建中汤对治，实土气，疏肝气，气机升降有序，失眠乃愈。

纵观整个病程，处方不断在调整，症状亦不断在好转，何也？此乃中医"同病异治"之妙也。但从另一面来看，患者同时有两个病（痹证、白疕），无论多复杂，概括出病机，即达到"异病同治"的效果。

随着用药、环境、时间之变换，体内正邪之消长也不断变换，因而病机也在不断转换，为医者需当从患者所表现之象中，识别出病机，"知犯何逆，随证治之"，方能更好地为患者解除痛苦（图 5）。

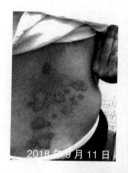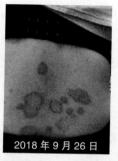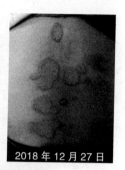

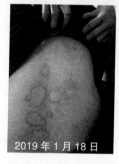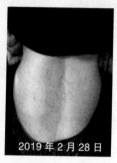

图 5　治疗前后皮损变化

注：首诊无留照片，部位涉及左肩、背、腰、左手肘部，背部尤重。

（整理：陈健华；指导：余尚贞）

腹胀案

黄某，男，66 岁。门诊号：36286877。2019 年 3 月 15 日初诊。

主诉：腹胀 1 周。

现病史：患者1周前始出现腹胀不适，故来诊。刻症见：患者腹部胀满不适，伴大便稀软，日1~2次，偶有头晕，右肩膀疼痛不适，偶有眼睛迎风流泪，无恶寒发热，无汗出，无恶心呕吐。胃纳一般，夜寐欠佳，需服用安眠药方可入睡，舌红，苔薄白，脉弦滑。

既往史：有帕金森病史，长期在余师门诊随诊，现病情控制较稳定。

中医诊断：腹胀。

辨证：中焦枢机不利。

治法：健脾补虚，消痞除满。

处方：半夏泻心汤加减。

芡实 20g	茯苓 60g	炒白芍 15g	柴胡 10g
姜半夏 12g	黄芩 15g	干姜 15g	太子参 25g
炙甘草 15g	黄连 5g	大枣 20g	

5剂，日1剂，水煎，分2次口服。

二诊（2019年3月22日）：患者觉腹胀稍改善，大便稀烂，不成形，大便次数多，饮水后腹胀明显，眼部不适，迎风流泪，胃纳一般，夜寐改善，舌红苔薄白，脉弦滑。

患者腹胀稍缓解，大便稀烂不成形，且次数多，饮水后腹胀明显。余师考虑患者中焦脾胃虚弱，湿邪困阻。结合今年为己亥年，全年岁运为土运不足，厥阴风木司天，且近期雨水较多，脾胃更易受邪，土虚木亢，故今改用己亥年运气方白术厚朴汤原方以达补太阴泻厥阴之意。

中医诊断：腹胀。

辨证：土虚木亢。

治法：补太阴泻厥阴。

处方：白术厚朴汤。

炒白术 15g	厚朴 10g	姜半夏 10g	肉桂 5g焗服
广藿香 15g	青皮 10g	炮姜 10g	炙甘草 15g

5 剂，日 1 剂，水煎，分 2 次口服。

三诊（2019 年 4 月 12 日）：患者觉服药后身体较前轻盈，精神状态较前改善，大便明显改善，成形，质软，腹胀基本缓解，偶有饭后腹胀不适，胃纳可，夜寐一般，舌暗红苔薄白，脉弦。继用前方，巩固疗效。

按：白术厚朴汤出自《三因司天方》，为六己年之运气方，"岁土不及，风乃大行……民病飧泄霍乱，体重腹痛，筋骨繇复，肌肉瞤瘛，善怒……咸病寒中……复则胸胁暴痛……下引少腹，善太息……食少失味"。患者前用半夏泻心汤消痞除满，腹胀改善，但大便烂。余师考虑近期雨水盛，湿气重，湿邪易困脾土；且今年运气为厥阴司天，岁土不足，加之目前正处于一之气厥阴风木过度至二之气少阴君火之时，风木克土，太阴脾土更加虚弱，故可出现大便稀烂不成形、腹胀腹泻等症状；处于初之气厥阴风木，故患者可有眼部不适等症状。故选用运气方白术厚朴汤原方补太阴兼泻厥阴。该方重在培土制水抑木。

缪问曰："但土虚则木必乘之，是补太阴尤必兼泻厥阴也。夫脾为阴土，所恶在湿，所畏在肝，其取资则在胃。古人治脾必及胃者，恐胃气不得下降，则脾气不得上升，胃不能游溢精气，脾则无所取资，转益惫耳。故君以白术甘苦入脾之品，燥湿温中，佐以厚朴之苦温，平胃理气，是补脏通腑也；肝为将军之官，凌犯中土，是宜泻之。桂心辛甘，泻肝之气，青皮苦酸，泻肝之血，辛酸相合，足以化肝，复以甘草，缓肝之急，监制破泄之品，毋许过侵脏气，战守兼施矣。再合藿香之芬，横入脾络，炮姜之苦辛，上行脾经，半夏之辛滑，下宣脾气，使于上下，左右，升降，沉浮皆可兼顾，以安中土。"余师常强调中医治病应重视整体观念，应注意及时观察气候变化及患者症状改变，巧妙运用五运六气指导临床疾病治疗。

（整理：周小琼；指导：余尚贞）

头晕头痛案

陈某，女，56 岁。门诊号：50038237。2017 年 9 月 28 日初诊。

主诉： 反复头晕头痛 2 年余。

现病史： 患者于 2 年前开始出现头晕、头痛，时有眼花黑朦，偶伴胸闷不适，纳欠佳，夜寐欠安，二便尚调。曾在他处求诊，症状仍有反复，听闻余师术精，遂来求诊。现症见：头痛头晕，头重如裹，双眼视物模糊，腰膝酸软，无口干口苦，胃纳尚可，夜寐一般，多梦，大便每日 2~3 次，质软，小便调，舌质淡红，苔薄白，脉细。

既往史： 有高血压病史，长期服用左旋氨氯地平 2.5mg，每日 1 次，血压控制尚可。

中医诊断： 头痛。

西医诊断： 头痛。

辨证：肝肾亏虚，风阳上扰。

治法：补益肝肾，平肝潜阳。

处方：杞菊地黄丸加减。

熟地黄 30g	山药 15g	山茱萸 20g	茯苓 40g
泽泻 10g	牡丹皮 10g	枸杞子 15g	菊花 15g
夏枯草 30g	牡蛎 25g先煎	龙骨 25g先煎	柴胡 25g
太子参 15g			

5 剂，日 1 剂，水煎，分 2 次口服。

二诊（时间略）：症状稍有好转，继续予以杞菊地黄丸加减，共 10 剂。

三诊（2017 年 11 月 2 日）：头晕头痛发作减少，黑矇以傍晚时明显，纳寐一般，二便尚调，舌质红，苔薄白，脉弦细。

辨证：肾虚血瘀。

治法：补益肾气，活血化瘀。

处方：肾气丸加减。

熟地黄 30g	山药 15g	山茱萸 20g	茯苓 40g
泽泻 10g	牡丹皮 10g	桃仁 6g	牡蛎 25g先煎
杜仲 15g	肉桂 3g		

10 剂，日 1 剂，水煎，分 2 次口服。

后门诊随诊，均以肾气丸原方基础上随诊加减，每周 5 剂，症状尚稳定，但仍有反复。

复诊（2018 年 8 月 23 日）：诉间有头痛，黑矇，颈腰疼痛，纳寐一般，二便尚调，舌质淡红，舌苔微黄，脉弦数。

辨证：脾肾两虚，太阳经气不利。

处方：静顺汤加减。

葛根 45g	桂枝 10g	茯苓 50g	木瓜 30g
淡附片 10g	牛膝 20g	防风 15g	诃子 15g
干姜 15g	甘草 15g		

10剂，日1剂，水煎，分2次口服。

上方10剂后，已无头痛，颈腰疼痛明显减轻，少许口干，舌红，苔薄白，脉弦。效不更方，以上方加麦冬50g，每周5剂，门诊随诊，症状逐渐好转，头晕头痛发作次数减少，至11月29日复诊已有半月未再发头晕头痛，精神状态较前明显好转。

按：头痛病因多端，但不外乎外感和内伤两大类。《灵枢·海论》云："脑为髓之海。"主要依赖肝肾精血濡养及脾胃运化水谷精微，输布气血上充于脑，故内伤头痛与肝、脾、肾三脏关系密切。《素问·五脏生成》云："是以头痛巅疾，下虚上实。"患者年逾五十，本已肝肾亏虚，肝阳偏亢，久病亦伤肾，予杞菊地黄丸加减补益肝肾，平肝潜阳。

患者门诊随诊，症状虽有改善但总有反复，余师变换思维，结合运气学说，另辟新径。戊戌之年，太阳寒水司天，太阴湿土在泉，《三因极一病证方论·六气时行民病证治》中记载："静顺汤治辰戌岁，太阳司天，太阴在泉，病身热，头痛，呕吐，气郁，中满，瞀闷，少气，足痿，注下赤白，肌腠疮疡，发为痈疽。"缪问释曰："太阳司天之岁，寒临太虚，阳气不令，正民病寒湿之会也。"防风通行十二经，合附子以逐表里之寒湿，即以温太阳之经。木瓜酸可入脾之血分，合炮姜以煦太阴之阳。茯苓、牛膝引附子专达下焦。甘草、防风引炮姜上行脾土。复以诃子之酸温，醒胃助脾之运，且敛摄肺金，恐辛热之僭上刑金也。故予以三因司天方——静顺汤随证加减。患者出现口干、舌红，结合中运为火运太过，加以麦冬滋阴降火。

运气理论在一定时空范围中具有普遍效应。从发病上说，有群体趋同性，即某一特定运气条件下，发病的证候、病机具有共性，故而一段时间某个运气方的使用，会有普适性，但因地域不同，也会有一些差别，而其重点就是抓住运气病机。运气理论的运用，还需要兼顾多个方面动态考虑，不可机械套用。如王旭高所言："一岁之中，五运相推，六气相荡，运气错杂，而变各不同……是故执司天以求治，而其失在隘。舍司天而求治，而其失在浮。"

（整理：向蕾；指导：余尚贞）

眩晕案二

卢某，男，50 岁。门诊号：671218。于 2018 年 9 月 11 日初诊。

主诉：反复头晕头痛数年，加重 1 个月。

现病史：患者数年来反复头晕头痛，近 1 月尤甚，故来诊。现症见：额面赤，头晕头痛，咳嗽有痰，痰少黄黏，烦躁，夜寐不佳，大便干，胃纳尚可，舌质红苔黄，脉细数。

既往史：发现血压升高多年，平素血压在 160/110mmHg 左右。

中医诊断：眩晕。

西医诊断：高血压病。

辨证：太阴阳明升降不和。

治法：开太阴阖阳明。

处方：麦门冬汤加减。

麦冬 50g	紫菀 12g	白芷 10g	党参 12g
姜半夏 15g	炙甘草 10g	淡竹叶 20g	大枣 10g
桑白皮 15g			

5 剂，日 1 剂，水煎，分 2 次口服。

二诊（2018 年 10 月 9 日）：自言其症状已有很大好转，血压也得以控制，额面赤程度减轻，大便通畅，守上方。

后每月一诊，至 2018 年 12 月 7 日复诊时，患者头晕头痛已基本消失，当天天气转凉，量得其血压为 130/88mmHg，可见血压已得到很好控制。

按：余师认为本证高血压病的原因为太阴不开，阳明不阖，导致阳越于上，故见额面红、头晕、目眩等症状。而六戊年麦门冬汤本是六戊年岁火太过，肺金受邪，用于治疗火灼金伤之咳喘咯血之方，何以用于治疗高血压？2018 年为戊戌年，按照五运六气理论，为火运太过之年，太阳寒水司天，太阴湿土在泉。故患者有肺金受损之证候，同时太阴不开，阳明失阖，太阴又包括手太阴肺与足太阴脾，阳明包括手阳明大肠与足阳明胃，细看六戊年麦门冬汤正是符合"太阴开，阳明阖"之理。方中重用麦冬为君，生津液而润火燥，甘凉滋润，故麦冬在《神农本草经》主胃络脉绝，羸瘦，短气；半夏主降，《神农本草经》言其主伤寒，寒热，心下坚，更能下气，可阖阳明；麦冬与半夏相伍，则滋而不腻，相反相成。麦冬与半夏相配更是降阳明的经典配伍，如温经汤、竹叶石膏汤。桑白皮归肺、脾经，可宣肺手太阴之气；白芷辛、温，入肺、脾、胃经，"芬芳而辛，故能润泽"，可宣发脾足太阴之气；紫菀，《神农本草经》言其"主咳逆上气，胸中寒热结气"；淡竹叶"凉心经，益元气，除热，缓脾"，更用党参、甘草、大枣相配，培土生金。诸药相配则太阴开，阳明阖，病症自解。余师常说中医临床要回归经典，用经典的理念指导临床的思维方法。就如此案，以开、阖、枢理论为理论指导，以经方麦门冬汤为手段，收到了良好的疗效。

（整理：黄卓；指导：余尚贞）

湿疹案

黄某，男，60岁。门诊号：M2358044。2018年10月18日初诊。

主诉： 反复全身散发皮疹多年，加重1月。

现病史： 患者多年前无明显诱因出现全身多发皮疹，反复发作，近1月来加重，伴皮肤瘙痒，干燥，甚则皲裂，久治不愈。刻症见：颜面潮红，偶有咳嗽少痰，胃纳可，大便偏干，夜尿2次，入睡困难，易醒（多为凌晨2~3点），舌红，舌尖尤甚，苔薄白，脉弦细。

中医诊断： 湿疹。

西医诊断： 湿疹。

辨证： 心肾不交，火灼金伤。

治法： 交通心肾，滋阴降火。

处方： 六戊年麦门冬汤加减。

姜黄连 10g	淡竹叶 15g	盐菟丝子 15g	桑白皮 30g
乌梅 50g	紫菀 15g	麦冬 60g	党参 25g
白芷 15g	甘草 10g	姜半夏 10g	大枣 15g

5 剂，日 1 剂，水煎，分 2 次口服。

二诊（2018 年 10 月 25 日）： 皮肤瘙痒、大便干得到改善，仍易醒，但入睡时间较前延长，咳嗽咳痰尽去。守前方 5 剂。

三诊（2018 年 11 月 22 日）： 全身皮肤瘙痒几乎尽去，夜寐少醒，大便改善。再守前方 5 剂巩固疗效。

按： 中医学认为皮肤病的发生是气血阴阳脏腑功能失调的表现，而不是只限于局部，正如《内经》所云："有诸内必形诸外。"肺气宣发卫气、精微、津液布达于体表以抵御外邪，温养肌肤，司腠理开阖，故言其"外合皮毛"。外邪侵袭首伤皮毛，郁闭玄府，肺卫受遏，发为疹；肺失宣降则津液失布，加重体内水湿停聚，湿郁化热，发为湿疹。

戊戌为火运太过之年，岁火太过，肺金更易受邪，肺主皮毛，火灼津伤，故可见皮肤瘙痒干燥，甚则皲裂。肺与大肠相表里，故见患者大便偏干。《内经》云："诸痛痒疮，皆属于心"，皮肤瘙痒、舌尖红、颜面潮红、入睡困难等为心火上炎之象。患者年老体衰，肝肾不足，故辨证为心肾不交，火灼金伤，方用六戊年麦门冬汤加减。方中麦冬养肺阴，其味苦兼泄心阳，桑白皮、紫菀宣利肺气，虚则补其母，以半夏、甘草益脾气培土生金，淡竹叶轻升，引药入肺，并清心除烦；患者入睡困难，易醒，此为患者年老体衰，肾气不足，心火独亢，致使心肾不交，以菟丝子补益肾水，黄连降心火。因其多为凌晨2~3时醒，此为厥阴欲解时，厥阴为枢，关乎太阴少阴之开阖，遂加乌梅入厥阴，诸药相伍，则心肾得交，肺气得宣，脾气得旺，湿疹自去，夜寐乃安。

（整理：黄卓；指导：余尚贞）

癫痫案

钱某，男，11岁（2007年6月21日出生）。门诊号：50037596。2018年8月2日初诊。

主诉： 反复发作性肢体抽搐2年余，再发加重3月余。

病史： 患者2年前反复出现发作性肢体抽搐，发作时意识不清，双目上视，无口吐白沫，每次发作约30~60秒可苏醒，于外院诊断为癫痫，予口服德巴金半粒（每晚1次），拉莫三嗪1粒（一日3次），控制病情，后病情稳定。今年3月再次出现症状反复，时有入睡后下肢抽搐，余无不适，胃纳可，二便调。舌红，苔薄白，脉弦细数。

中医诊断： 痫病。

西医诊断： 癫痫。

辨证： 风火相煽，木火刑金。

治法： 益气养阴，降火救金。

处方： 司天麦门冬汤加减。

麦冬30g	白芷8g	姜半夏9g	淡竹叶10g

桑白皮 12g　　　紫菀 9g　　　　党参 10g　　　　甘草 8g

大枣 10g　　　生姜 10g

6 剂，日 1 剂，水煎，分 2 次口服。

二诊（2018 年 8 月 15 日）：下肢抽搐次数减少，纳眠可，二便调，舌红，苔薄白，脉弦细数。效不更方，守前方 12 剂。

此后 3 个月复诊均无再发作，予司天麦门冬汤加减巩固疗效。

按：《素问·宝命全形论》云："人以天地之气生，四时之法成。"先天的运气禀赋影响着人体脏腑的偏胜偏衰，从而也就影响了相关病邪的易感性。患儿生于 2007 年 6 月 21 日，乃丁亥之年三之气，岁运少木，厥阴风木司天，少阳相火在泉，主气少阳相火，客气厥阴风木。可见，这一年司天之气与中运之气在五行属性上相和，同属木运，称之为"天符"。且上半年厥阴风木司天，下半年少阳相火在泉，从象上看，呈风火相煽之势。因此，患儿出生年月的运气也就一定程度上决定了患儿是此类疾病的易感人群。

患儿症状反复始发于今年初之气，主气厥阴风木，客气少阳相火，中运见火运太过，气于运同，风火相加。结合患儿出生年月之运气分析，病发时之运气可以说是病发的一大诱因。

因此，综合考虑患儿出生年月及今年之运气，结合舌脉象，余师选用针对戊戌年火运太过之司天麦门冬汤，益气养阴，降火救金，以平复其风火相煽之势。

（整理：陈健华；指导：余尚贞）

腰痛案一

余某，男，53 岁。门诊号：M2675086。2018 年 11 月 22 日初诊。

主诉：反复腰痛 20 天。

病史：患者 20 天前无明显诱因下出现腰痛，久卧起床或久坐时明显，右肘部疼痛不适，咽干痛，纳寐可，大便日行 2 次，质烂，不成形，夜尿 2 次，舌红，苔白腻，脉沉细。

中医诊断：腰痛。

西医诊断：腰痛查因（腰椎间盘突出症？）

辨证：脾肾阳虚，寒湿内阻。

治法：健脾温肾，逐寒化湿。

处方：静顺汤加减。

茯苓 30g	木瓜 30g	牛膝 20g	附子 5g
防风 15g	诃子 15g	干姜 6g	甘草 15g
麦冬 50g			

5 剂，日 1 剂，水煎，分 2 次口服。

二诊（2018 年 11 月 27 日）：患者自诉服药 5 剂后，自觉腰痛较前明显减轻，右肘部疼痛缓解，咽稍干，无咳嗽、咳痰；无其他不适；胃纳可，夜寐佳，大便日一解，质烂，夜尿 1~2 次，舌淡苔白，边有齿痕，脉沉。今年为火运之年。火运太过，火灼金伤，故余师于前方加大麦冬用量，救金抑火，扶其不胜益其偏。

2019 年 1 月 22 日电话随访，患者腰已基本不痛。

按：余师根据患者症状及发病节气，结合当年运气特点，从五运六气理论去辨证施疗。今为戊戌年，岁运为火运太过，太阳寒水司天，太阴湿土在泉，且病人发病季节处于五之气阳明燥金主气时，就诊于终之气，主气为太阳寒水，客气为太阴湿土之时，太阴湿土加临太阳寒水，寒湿交加，故患者腰痛难愈，便质稀烂，夜尿多。《素问·气交变大论》云："岁火太过，炎暑流行，肺金受邪。"火运太过，其气太盛，故其所不胜肺金多损，肺阴亏虚，故可有咽部疼痛不适。《陈无择医学全书·三因司天方》云："静顺汤治辰戌岁太阳司天，太阴在泉，病身热，头痛，呕吐，气郁，中满，瞀闷，少气，足痿，注下赤白，肌腠疮疡，发为痈疽。"缪问释曰："太阳司天之岁，寒临太虚，阳气不令，正民病寒湿之会也；防风通行十二经，合附子以逐表里之寒湿，即以温太阳之经。木瓜酸可入脾之血分，合炮姜以煦太阴之阳。茯苓、牛膝引附子专达下焦。甘草、防风引炮姜上行脾土。复以诃子之酸温，醒胃助脾之运，且敛摄肺金，恐辛热之僭上刑金也。"巧妙运用五运六气理论，辨证施治而奏效，正是"天人相应"的体现。

（整理：周小琼；指导：余尚贞）

先天性尿路狭窄案

源某，女，28 岁。门诊号：M2879569。2018 年 8 月 15 日初诊。

主诉：排尿不畅多年。

现病史：患者多年来排尿不畅，曾于外院就诊，诊断为"先天性尿路狭窄、肾结石及肾积水"。刻症见：排尿欠通畅，偶有夜尿，自觉腹胀，偶有嗳气反酸，腰部酸痛，夜寐欠佳，易醒，平素怕冷、易疲倦，舌淡，边有齿印，苔薄，脉沉细。

辅助检查：SPECT—CT（2012年6月5日中山大学第一附属医院）示右上尿路功能性梗阻，右肾功能大致正常，左肾功能正常。B超（2013年5月21日中山大学第一附属医院）示左肾结石多发，左肾积液轻度，右肾重度积液。

中医诊断：癃闭。

西医诊断：先天性尿路狭窄。

辨证：脾肾两虚，膀胱气化不利。

治法：补益脾肾，化气降浊。

处方：静顺汤合五苓散加减。

猪苓 15g	白术 15g	泽泻 25g	桂枝 10g
茯苓 30g	木瓜 30g	淡附片 10g	牛膝 20g
防风 15g	诃子 15g	干姜 15g	甘草 15g

鸡内金 3g 冲服

5剂，日1剂，水煎服。

二诊（2018年8月23日）：排尿较前通畅，易醒、腹胀较前好转，仍有腰部酸痛，大便可，舌淡红，苔白，脉沉细。效不更方，守前方5剂。

三诊（2018年9月13日）：排尿情况明显改善，夜尿减少，腹胀、腰痛等症明显改善，大便调，舌淡，苔薄白，脉沉。

患者服药后症状改善明显。嘱坚持服药，半年后行相关检查，观察是否有形态学的改变。

按： 该患者先天性尿路狭窄，乍看之下，似乎无中药用武之地。然余师认为，中药在于调节人体之"气"，不必囿于检查结果，通过详细地收集四诊资料，辨证论治，同样可以改善患者的症状。

从西医学上看，患者有先天性尿路狭窄的病史，导致患者长期排尿不通畅，进而出现肾积水。而站在中医的角度看，《内经》云："饮入于胃，游溢精气，上输于脾，脾气散精，上归于肺，通调水道，下输膀胱，水精四布，五经并行。"膀胱气化不利，则水液散布代谢失常，水蓄于下，不得通利。故余师认为，加强膀胱气化功能，有助于改善患者排尿不畅之症状。方选五苓散。

除排尿不畅外，患者还有腰痛、怕冷、易疲倦、夜尿、舌淡、边有齿印、脉沉等一派脾肾阳虚之证。结合运气学说，今年乃戊戌之年，太阳寒水司天，太阴湿土在泉。《内经》云"凡此太阳司天之政，气化运行先天，天气肃、地气静。寒临太虚，阳气不令，水土合德"。患者本有阳虚，且恰逢太阳寒水司天，太阴湿土在泉，阳气不令，寒湿之会，天人相应，同气相求，易使诸症加重，故"苦以燥之温之，必折其郁气，先资其化源，抑其运气，扶其不胜，无使暴过而生其疾"。施以寒水司天方之静顺汤。

患者服药 10 剂后，症状便大有改善。由此可见，临床上，我们既要参考检查结果，但也不能被检查结果所局限，只有在中医思维的指导下临证，才能取得更好的疗效。

（整理：陈健华；指导：余尚贞）

咽喉白斑案

苏某，男，47岁。门诊号：50108317。2018年11月30日初诊。

主诉： 反复咽部疼痛不适伴声音嘶哑1月余。

现病史： 患者1月前因咳嗽，鼻塞流涕，到我院急诊就诊，经治疗后上症好转，但觉咽痛、声音嘶哑。2018年11月5日在我院门诊喉镜检查提示双侧声带白斑？（图6）2018年11月15日，江门市中心医院喉镜提示双侧声带充血肥厚水肿，前中1/3处见白色角化物突起（图7）。诊断：①声带肿物；②慢性咽炎。患者自服西药，具体不详。刻症见：咽部疼痛，干燥不适，声音嘶哑，自觉寒气自脚心上冲，无咳嗽，无恶寒发热，无其他不适，胃纳可，夜寐欠佳，多梦，大便烂，不成形，日1~2解，舌尖红，苔白，脉弦。

中医诊断： 咽痛（上盛下虚，心肾不交）。

西医诊断： 双侧声带白斑？

治法： 滋阴降火，交通心肾。

处方： 黄连阿胶汤加减。

肉桂5g　　　黄连15g　　　阿胶10g　　　白芍10g
黄芩10g

5剂，嘱患者先煮肉桂、黄连、白芍、黄芩四物，去滓，纳阿胶烊尽，小冷，纳入鸡子黄一枚，搅令相得，分温二服。

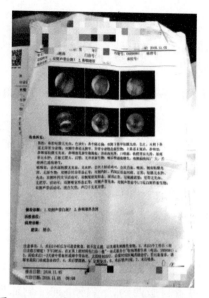

图 6　2018 年 11 月 5 日喉镜检查报告

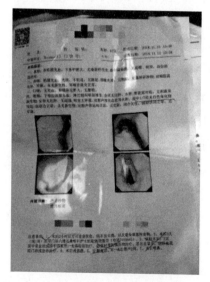

图 7　2018 年 11 月 15 日喉镜检查报告

二诊（2018 年 12 月 4 日）：咽痛缓解，咽燥不适，声音嘶哑，偶有咳嗽，咳白痰，四肢膝关节及脚底冷，仍感寒气由脚气上冲，胃纳可，夜寐欠佳，二便调，舌暗红，苔稍白厚，脉弦。余师于前方加淡附片 8g，山茱萸 20g，麦冬 50g。

三诊（2018 年 12 月 7 日）：咽痛改善，仍声音嘶哑，少许口干，无口苦，牙龈出血，无牙痛，足底寒气上冲感稍缓解，无其他不适，胃纳可，夜寐改善，二便调，舌淡苔薄黄，脉弦。患者咽痛基本缓解，但仍声嘶哑未见明显改善，近期出现牙龈出血。余师转变思路，从肺论治，结合今年运气特点，辨证处方如下。

辨证：肺肾亏虚，水不制火，火灼肺金。

处方：六戊年麦门冬汤。

麦冬 30g	白芷 10g	姜半夏 10g	淡竹叶 12g
桑白皮 20g	紫菀 15g	党参 20g	甘草 10g
大枣 10g	石膏 10g		

5 剂，日 1 剂，水煎，分 2 次口服。

四诊（2018 年 12 月 21 日）：偶有咽部痒痛不适，声音较前清，偶咳嗽，咳痰，稍口干，牙龈出血改善，足底寒冷感较前减少，胃纳可，夜寐较前好转，夜尿减少，大便调，舌暗红，苔薄黄，脉弦细。余师于前方加肉桂 3g（焗服），细辛 3g。

后患者病情稳定，多次门诊随诊，续用前方。

五诊（2019 年 1 月 10 日）：现患者语音较前明显清晰，有少许咽干不适，无咽痛，无咳嗽咳痰，无其他不适，纳寐可，二便调，舌红苔薄白，脉弦细。效不更方，继用前方去细辛。

后 3 个月反复门诊随诊，继续服用前方。

复诊（2019年4月12日）：患者语音清晰洪亮，偶有咽部干痒不适，无咳嗽咳痰，足底冰冷感较前稍好转，纳寐可，二便调，舌淡红苔薄白，脉弦细。继续前方加减。

患者自2018年11月30日初诊至2019年4月，近半年时间服用六戊年麦门冬汤加减治疗，声音嘶哑改善明显，效果可。患者于2019年8月1日在某医院鼻咽喉镜提示声带无充血、肿胀，表面光滑，前联合正常，双侧声带运动正常。与之前喉镜对比，声带白色角化物突起已消失（图8）。后患者因其他不适门诊就诊，闻其声，基本未闻及嘶哑。

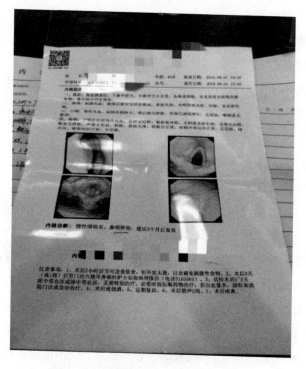

图8　2019年8月1日相关检查报告

按：中医学认为声音的发生与肺肾最为密切相关，尤以肺为主。《素问玄机原病式·火类》云："肺金主声，五行唯金响，金应于乾，乾为天，天为阳，为健，为动，金本燥，为涸，为收，为敛，为劲切，为刚洁，故诸能鸣者，无越于此。"肯定了肺在声音形成中的重要作用。余师治疗此病，紧抓其主要病机。患者长期咽部疼痛，干痒不适，又自觉足底心寒气上冲感，且夜寐欠佳，多梦。余师最初结合患者舌脉及症状，考虑心肾不交，肾水虚亏难于上制心火，以致心火上炎，热灼肺金，故选用黄连阿胶汤加减以滋阴降火，交通心肾；10剂药后患者咽痛、夜寐改善，但声嘶未见明显好转。余师考虑患者长期慢性咽炎病史，且声嘶难愈，结合中医学理论基础，主从肺论治。肺主气，声由气发；肺主声，声出于肺而根于肾，久病声嘶，多为肺肾亏虚，水不制火，导致火灼肺金；且此年为岁火太过，炎暑流行，肺金易受邪而阴伤。故余师选用当年运气方六戊年麦门冬汤加减治疗，救金抑火，水气得复，故效果可。

（整理：周小琼；指导：余尚贞）

腰痛案二

张某，男，47岁。门诊号：622933。2018年12月13日初诊。

主诉：反复腰痛半年余。

现病史：患者近半年来反复腰痛，腰部麻痹感，曾到多处就诊，行腰椎 CT 示 $L_{3\sim4}$ 椎间盘膨出；L_5 骶化；腰椎骨质增生。服用过腰痹通胶囊、乙哌立松片及仙灵骨葆胶囊等药，均无明显好转。听闻余师所开中药疗效佳，遂来求诊。刻症见：腰痛，疲倦感，少许口干口苦，纳可，夜寐欠安，大便尚调，夜尿每晚 1 次，舌质淡暗，苔薄白，脉沉弦。

中医诊断：腰痛。

西医诊断：腰椎间盘突出症。

辨证：水土合德，寒湿之气，持于气交。

治法：平水补火。

处方：静顺汤加减。

当归 10g	白芍 20g	茯苓 30g	木瓜 30g
淡附片 10g先煎	牛膝 20g	防风 15g	诃子 15g
干姜 10g	甘草 15g		

5 剂，日 1 剂，水煎，分 2 次口服。

二诊（2018 年 12 月 18 日）：腰痛稍减轻，咽痒不适，少许咳嗽，无痰，纳眠一般，大便偏干，小便浑浊色浓，舌质红，苔薄黄，右脉弦，左脉沉。查尿液常规（－）。

辨证：火灼肺金，瘀热下注。

治法：清热宣肺，活血化瘀利水。

处方：麦门冬汤合桂枝茯苓丸加减。

桃仁 10g	赤芍 10g	牡丹皮 10g	茯苓 10g
桂枝 8g	麦冬 50g	白芷 15g	姜半夏 10g
淡竹叶 10g	桑白皮 15g	紫菀 15g	党参 15g
甘草 8g	大枣 10g	生姜 10g自备	

5 剂，日 1 剂，水煎，分 2 次口服。

后门诊随诊，每周服中药5剂，均以上方随证加减，腰痛逐渐好转，且尿色转淡，无浑浊，无其他不适。

按：患者反复腰痛，余师运用五运六气进行辨证施治。《内经》中说"必先岁气，勿伐天和"，治病应当顺应当年的运气，灵活辨证。戊戌年属太阳寒水之年，戊戌年岁运主岁为火运太过，赫曦之纪，阴气内化，阳气外荣，易炎灼妄扰，暄暑郁蒸；司天在泉之气各主上下半年，太阳寒水司天，若寒淫所胜，阳气不令，寒气反至；太阴湿土在泉，若湿淫于内，湿气弥漫，埃昏岩谷。选用静顺汤甘温以平水，酸苦以补火，抑其运气，扶其不胜。服5剂后复诊，腰痛虽有好转，但患者出现咳嗽，咽部不适，小便浑浊色浓，结合舌脉象，辨证为火灼肺金、瘀热下行，予以麦门冬汤合桂枝茯苓丸加减清热宣肺，活血化瘀利水，渐见良效。

本为腰痛，何以治肺有效？《素问·脉要精微论》载："腰者，肾之府，转摇不能，肾将惫矣。"首先提出了肾与腰部疾病的密切关系。中医藏象学说认为肺为水之上源，肾为主水之脏，肺主呼吸，肾主纳气，肺属金，肾属水，金水互生。《外经微言》亦云："肾水非肺金不生，肺金非肾水不润。盖肺居上焦，诸脏腑之火，咸来相逼，苟非肾水灌注，则肺金立化矣。所以二经子母最为关切。无时不交相生，亦无时不交相养也。"肺肾为母子关系，生理上相互滋生，病理上相互影响。又"肺为娇脏"，"温邪上受，首先犯肺"。戊戌之年，火运太过，灼伤肺金，母病及子，肾与膀胱相表里，且本为火运太过之年，心火盛，移热小肠，故小便浓、赤浊。而肺为水之上源，肺气得宣，肃降乃行，则小便通利也。予以麦门冬汤合桂枝茯苓丸加减，是采用"下病上治""提壶揭盖"之法。

余师常强调中医治病应辨证论治，抓住主症、辨明病机是关键，同时灵活运用五运六气理论，在临床上准确用方，巧妙加减，以达良效。

（整理：尹烨；指导：余尚贞）

十八、桂枝茯苓丸

肺胀案

谭某，男，74岁。门诊号：M2319106。2017年5月18日初诊。

主诉：反复咳嗽气喘20余年。

现病史：患者20年前因受凉后出现咳嗽气喘，多方治疗，反复发作。刻症见：咳嗽，气喘，咳声重浊，咳白色黏稠痰，难以咳出，伴有心慌心悸、胸闷，少许头晕，上至2层楼则出现气喘症状，胃纳可，夜寐可，大便干结，小便调。颜面晦暗，颧部稍潮红，嘴唇紫绀，形体消瘦，胸部膨满。舌淡暗，苔腻，脉滑。

既往史：既往被确诊为慢性阻塞性肺疾病、肺源性心脏病、慢性心力衰竭。

辅助检查：胸片提示肺气肿改变；头颅CT示双侧基底节

及右卵圆区腔隙性脑梗死。心脏彩超（2016-07-27）示左室舒张功能减退，轻度三尖瓣反流，轻度肺动脉高压。

中医诊断：肺胀（急性发作期）。

西医诊断：慢性阻塞性肺疾病（急性期），肺源性心脏病，慢性心力衰竭，心功能Ⅱ级。

辨证：寒饮闭肺，血瘀水阻肺络。

治法：温肺化饮，活血利水。

处方：小青龙汤合桂枝茯苓丸加减。

姜半夏 15g	五味子 9g	细辛 5g	干姜 15g
麻黄 6g	炙甘草 10g	白芍 15g	桃仁 10g
桂枝 10g	牡丹皮 10g	赤芍 10g	瓜蒌子 10g
瓜蒌皮 15g			

7剂，日1剂，水煎，分2次口服。

二诊（2017年5月25日）：咳嗽较前明显减轻，咳白色黏痰，痰量稍多，易咳出，心悸，纳眠可，大便变稀溏，小便调，舌淡暗，苔白腻，脉滑。继守前方以巩固疗效。

服用上方47剂后去细辛加紫苏梗，加强行气宽中、下气消痰的功效。至今共服药5月，患者症状较前明显改善，偶咳嗽，少痰或无痰，无心慌心悸，面色晦暗转为红润，有光泽，现爬至5楼才稍觉气喘。患者无再出现感冒，胸廓膨满明显改善。余师嘱患者坚持服药，每周4剂，以补益肺脾两脏为主，方拟黄芪建中汤合桂枝茯苓丸以培土生金，活血利水以寄望脏器从功能上恢复，至形态上达到修复之目的。

按：本病属于中医学"肺胀"范畴，最早出自《灵枢·胀论》："肺胀者，虚满而咳喘。"肺胀为本虚标实之证，本虚为肺、脾、肾三脏虚损，但有偏重主次之不同，久则及心；标实为外邪、痰浊、瘀血。

余师认为中医辨证需中医思维，患者出现典型的小青龙汤证，据证用方，故选用小青龙汤。此案病程达 20 余年，本虚标实。为何合用桂枝茯苓丸？《素问·至真要大论》云："谨守病机，各司其属，有者求之，无者求之。"有时候人体中的血运、水运障碍不能用肉眼识别。余师认为现代中医可以把一些现代检查结果作为我们中医望诊的一种延伸，譬如上述病案中患者胸片提示肺气肿改变，可当作是长期反复局部循环障碍所致，与"血不利则为水"的病机相符，可作为一种痰瘀内阻致血运、水运障碍一种临床征象。"血不利则为水"，看到的是"血不利"与"水肿"组织的因果关系，同时二者又互为因果。张仲景的桂枝茯苓丸活血利水，因果同治，再结合本案的证舌脉象，排除"肾不纳气，阳虚水泛"，结合既往各种有效临床案例，其病机应为寒饮闭肺，血瘀水阻肺络，急则治其标，故以小青龙汤合桂枝茯苓丸温肺化饮，活血利水。

余师临床喜用桂枝茯苓丸，善于运用桂枝茯苓丸于临床各科疾病，认为桂枝茯苓丸虽然是为癥病漏下创制，但其消瘀化癥、活血利水的功效适用于人体各个部位的血运、水运障碍导致的血瘀、水肿。

（整理：张家明、余妮；指导：余尚贞）

肌肉眴动案

尹某，女，76岁。门诊号：36111679。2018年2月23日初诊。

主诉：左侧大腿肌肉眴动半年余。

现病史：患者半年余前开始出现左侧大腿肌肉眴动，以夜间尤甚，影响睡眠。晨起左大腿有隐痛，右膝部偶有疼痛，无发热恶寒，无肢体麻痹乏力。曾就诊于外院，给予口服西药治疗，效果欠佳。今慕名找余师就诊。刻症见：左侧大腿肌肉眴动，以夜间尤甚，影响睡眠。晨起左大腿有隐痛，右膝部偶有疼痛。胃纳可，大便秘结，夜尿2~3次，舌质暗红，唇暗有瘀斑，脉弦滑。

既往史：有高血压病史十余年，平素服用美托洛尔、氨氯地平控制血压，现测血压136/80mmHg。

中医辨证：肌肉眴动。

西医诊断：肌肉眴动查因。

辨证：气血亏虚，筋肌失养兼血瘀。

治法：益气养血柔筋，活血化瘀通络。

处方：芍药甘草汤合桂枝茯苓丸加味。

白芍25g	炙甘草10g	桂枝8g	茯苓10g
牡丹皮10g	赤芍10g	桃仁10g	五指毛桃30g
鸡血藤30g	山茱萸20g		

5剂，日1剂，水煎，分2次口服。

二诊（2017年2月27日）：患者诉服1剂中药后左大腿

肌肉瞤动可缓解，未再发作。大便秘结，服药后排便较前容易，守上方桂枝茯苓丸减量以巩固疗效。

白芍 25g	炙甘草 10g	桂枝 5g	茯苓 8g
牡丹皮 8g	赤芍 8g	桃仁 8g	五指毛桃 30g
鸡血藤 30g	山茱萸 20g		

5剂，日1剂，水煎，分2次口服。

按： 脾主肌肉，脾气健运，气血化生充足，肌肉得其养，则肌肉丰满壮实，四肢强劲有力；相反，脾失健运，气血生化不足，肌肉四肢失养，则肌肉消瘦软弱，四肢倦怠乏力，继而产生肌肉瞤动。患者肌肉瞤动以夜间尤甚，乃是肝之阴血不足，血不养筋之故。晨起下肢痛，舌质暗红，唇暗有瘀斑，为阳虚寒凝，气虚血瘀之故。故柔筋之余还需要适当活血化瘀。总病机为气血亏虚，筋肌失养兼血瘀，定位在肌肉、筋。

芍药甘草汤出自《伤寒论》，有柔筋止痛之功，如前人所云"若厥愈、足温者，更作芍药甘草汤与之，其脚即伸""胫尚微拘急，重与芍药甘草汤，尔乃胫伸"；《长沙方歌括·太阳方》云："芍药味苦，甘草味甘，苦甘合用，有人参之气味，所以大补阴血，血得补则筋有所养而舒，安有拘挛之患哉？"另外加用五指毛桃（南芪）、山茱萸加强益气养血功效，鸡血藤养血舒筋活络。活血化瘀方取余师常用方桂枝茯苓丸，方中桂枝同时起到温阳通络之效。余师定位辨证准确，熟悉灵活运用经方，体现经方之效如桴鼓。

（整理：任醒华；指导：余尚贞）

筋瘤案

张某，男，14岁。门诊号：36229553。2018年2月23日初诊。

主诉：尿频、排尿不畅3年余。

现病史：患儿3年前曾行"包皮手术"，术后出现尿频、排尿不畅、尿线细，外院彩超示左侧精索静脉曲张。曾多方医治，效果不佳，故来诊。刻症见：形体偏瘦弱，胃纳一般，大便调，眠可，舌质红，苔薄白，脉弦细。

中医诊断：筋瘤。

西医诊断：左侧精索静脉曲张。

辨证：气虚血瘀。

治法：活血利水，健脾益气。

处方：桂枝茯苓丸合四君子汤加减。

桂枝6g	茯苓9g	牡丹皮9g	赤芍9g
桃仁9g	白术12g	太子参12g	炙甘草8g

5剂，日1剂，水煎，分2次口服。

二诊（2018年3月8日）：患儿因故未至，家属代诉服药后小便现已顺畅，但大便偏烂，余无不适。上方微调（桂枝5g，牡丹皮、赤芍、桃仁各8g，太子参、茯苓加量至15g），继服5剂。

2018年3月31日，患儿家属特前来门诊道谢，诉患儿现已无任何不适的感觉。余师建议家属抽空带患儿回院复查彩超，与之前彩超对比，观察是否已有形态学上的改善。

按：本病相当于中医学"筋瘤""筋疝"等范畴，首见于《灵枢·刺节真邪》："有所疾前筋，筋屈不得伸，邪气居其间而不反，发为筋瘤。"

余师认为，精索静脉曲张（乃淤血淤积于精索静脉局部），当属中医之筋瘤，属"血不利则为水"的一种表现。妇人瘀阻胞脉之癥瘕与精索静脉曲张（筋瘤）同在少腹，故选用桂枝茯苓丸活血利水，这也是国医大师梅国强教授在拓展《伤寒论》方临床运用之途径中所述的"根据部位，参以病机"的中医思维方法。既然血不利，活血则已，何需健脾？其由如下：本病乃气虚为本，血瘀为标。《本草纲目》载："气者血之帅也。"《血证论·阴阳水火气血论》曰："运血者，即是气。"是故气行血方行，气行瘀乃散。但气行的前提是气足，然脾胃为气血化生之源，故益气需健脾。加之小儿"脾常不足"之生理特点，患儿平素胃纳一般，形体偏瘦弱，故健脾在此患儿的治疗中尤为关键。综上，最终确立了活血利水、健脾益气之大法，选桂枝茯苓丸合四君子汤加减进行治疗。

仅5剂药后，患儿症状就基本消失，可谓立竿见影。二诊时患儿大便偏烂，减少桂枝茯苓丸剂量，加大健脾之太子参、茯苓用量，同时茯苓健脾利水以利小便实大便。

临床上，余尚贞教授善用经方，尤善用桂枝茯苓丸。桂枝茯苓丸本出自《金匮要略·妇人妊娠病脉证并治》，原文用治妇人瘀阻胞脉之癥瘕。但余师将其应用范围广泛拓展到一类临床表现具有"血不利则为水"的疾病中，如前列腺增生、脑梗死、脑出血、脑肿瘤、糖尿病并发周围血管病变等，均取得了较好的疗效。

（整理：周小毛；指导：余尚贞）

淋病案

邓某，男，66 岁。门诊号：50037969。2017 年 9 月 12 日初诊。

主诉：小便刺痛 3 月余。

现病史：患者 3 月余前始出现小便刺痛，甚则痛及会阴，排尿尚通畅，但尿线较前变细，伴有尿频，夜尿多，约每晚 3 次，无肉眼血尿，无发热恶寒。平素口干口苦，纳眠可，大便调。曾于当地卫生院就诊，间断口服左氧氟沙星片抗感染治疗，效果欠佳。刻症见：面黑淡暗，唇周瘀黑，舌质红，苔薄白，脉弦。

既往史：有左侧腹股沟直疝修补术。

中医诊断：淋病。

西医诊断：前列腺增生症，继发慢性尿路感染？

辨证：肾虚血瘀兼湿热下注。

治法：补肾气，活血化瘀，利湿通淋。

处方：肾气丸合桂枝茯苓丸加味。

黄芪 15g	广金钱草 30g	桂枝 10g	茯苓 10g
牡丹皮 10g	赤芍 10g	桃仁 10g	地黄 30g
山药 15g	山茱萸 15g	泽泻 10g	淡附子 5g

5 剂，日 1 剂，水煎，分 2 次口服。

二诊（2017 年 9 月 19 日）：尿痛、尿频症状减轻，继守原方 10 剂。

三诊（2017 年 10 月 10 日）：患者无尿痛、尿频，夜尿每晚2次，脉沉细。上方去黄芪、金钱草，只保留肾气丸合桂枝茯苓丸原方，处以10剂。

患者共服中药4月，后期均以肾气丸合桂枝茯苓丸原方治疗。患者现夜尿1次，尿线较就诊前粗，面色较前有光泽，唇周瘀黑减轻。

按：《素问·上古天真论》中述及以女七男八为基数，论述了人体生长壮老及生殖功能盛衰的过程，并总结人体盛衰皆本源于肾。患者已达八八的年龄，故天癸竭，精少，肾脏衰。年龄已决定其肾气虚衰，其临床表现有尿频、夜尿多、尿线变细等，故给予肾气丸温肾化气。余师认为前列腺增生的形成与肾气虚衰、气虚血瘀有关。"血不利则为水"，则可从前列腺增生肿大看到"血不利"与"水肿"的因果关系。临床所见证候有尿频、尿线变细、唇周瘀黑、面黑淡暗，用桂枝茯苓丸活血利水，因果同治。患者尿痛尿频、舌质红也提示有膀胱湿热，故在上方基础上加入金钱草、黄芪。金钱草能清热利湿，排石解毒，散瘀止痛；黄芪补虚托毒。患者经治疗后尿痛缓解，故后方减去两药。

余师认为人体衰老是一个自然过程，中药治疗可起到延缓衰老的功效。肾为先天之本，故可补肾气以延年。前列腺增生、肿大与血不利则为水的病机相符，同时与肾气虚衰有关，故两方合用，又能对前列腺增生的患者起到标本同治的作用。

（整理：任醒华；指导：余尚贞）

水肿案

钟某，女，72岁。门诊号M1277228。2018年5月17日初诊。

主诉： 双下肢浮肿半年。

现病史： 患者半年前无明显诱因出现下肢浮肿，晨轻暮重，伴口干，小便少，疲倦乏力，曾于外院服中西药（具体不详）2月余仍未见效，病渐重，故来就诊。刻症见：神倦，面色灰暗，双下肢水肿，按之凹陷不起，腰冷且重，四肢不温，口干不欲饮，小便少，舌暗红偏紫，有齿印，舌苔白有白沫，脉沉细。

辅助检查： 尿常规示尿蛋白（－）。血常规、生化、肾功四项示均未见明显异常。

中医诊断： 水肿。

西医诊断： 水肿查因（下肢静脉回流障碍？）

辨证： 阳虚水停，气滞血瘀。

治法： 温阳利水，活血利水。

处方： 真武汤合桂枝茯苓丸。

淡附片8g_{先煎}	茯苓15g	白芍15g	白术10g
淫羊藿15g	桂枝10g	桃仁10g	赤芍10g
牡丹皮10g	生姜15g		

5剂，日1剂，水煎，分2次口服。

二诊（2018年5月24日）： 患者精神一般，自诉小便增多，下肢水肿稍减轻，腰冷痛，四肢欠温，口干稍缓解，舌暗红偏紫，有齿印，苔白，脉沉细。续服 5 剂。

三诊（2018 年 6 月 1 日）：患者精神好转，下肢水肿明显减轻，腰冷痛稍缓解，无明显口干，舌暗红，齿印减轻，脉沉细。效不更方，续服 5 剂。

后门诊随诊，在真武汤合桂枝茯苓丸基础上随症加减，患者坚持服药 3 月，初诊证候已基本改善。

按：真武汤是张仲景用于治疗阳虚水停证的方剂，为温阳化水之剂，由附子、白芍、白术、生姜、茯苓共五味药组成。本方是为历代医家用以治疗由肾阳虚衰而造成阴水的代表方剂。方中附子大辛大热，温肾阳以祛寒邪。张元素说："附子以白术为佐，乃除寒湿之圣药。""益火之源，以消阴翳，则便溺有节，乌附是也。"生姜温散水气，助茯苓、白术以利水。《金匮要略·水气病脉证并治》云："诸有水者，腰以下肿，当利小便；腰以上肿，当发汗乃愈。"此案患者久治不愈，年老虚衰，肾阳已虚，气化无力导致水肿，故予真武汤温补肾阳以利水，使湿邪从小便出。

患者年老气血亏虚，运化无力导致气机不畅。气为血帅，气行则血行，气滞日久则易见血瘀。患者舌暗红偏紫，提示有瘀血。《金匮要略·水气病脉证并治》云："血不利则为水。"故在真武汤的基础上加桂枝茯苓丸以活血利水。余师在临床上善用桂枝茯苓丸治疗此类疾病，在此不再详述。

（整理：林东桥；指导：余尚贞）

下肢筋瘤案

莫某，女，54 岁。门诊号：13360229867。2015 年 7 月 13 日初诊。

主诉： 左下肢血管蚯蚓状突起伴下肢肿痛多年。

现病史： 患者长期从事体力劳动，数年前左下肢渐出现浅表血管隆起、扩张、变曲，站立时明显，患肢常感酸、沉、胀痛，易疲劳、乏力，在踝部、足背可出现轻微的水肿，严重者小腿下段亦可有轻度水肿，局部皮肤色素沉着。劳累后觉气短乏力。平素胃纳可，大便可，夜尿 1 次。刻症见：舌淡暗，舌边有瘀斑，舌苔黄腻，脉滑。

中医诊断： 筋瘤。

西医诊断： 下肢静脉曲张。

辨证： 气虚血瘀。

治法： 活血利水，健脾益气。

处方： 桂枝茯苓丸加减。

桂枝 10g	茯苓 10g	牡丹皮 10g	赤芍 10g
桃仁 10g	黄芪 15g	鸡血藤 30g	川牛膝 15g
当归尾 10g			

7 剂，日 1 剂，水煎，分 2 次口服。

二诊（2015 年 7 月 21 日）： 患者左下肢血管状况同前相仿，但酸、沉、胀痛感较前减轻，疲劳、乏力感减轻，下肢水肿减轻，局部皮肤色素沉着同前相仿。刻症见：舌淡暗，舌边有瘀斑，舌苔黄，脉滑。患者补诉近 2 年血压不稳，波动在

135~145/85~95mmHg 之间，未服降压药治疗。拟上方稍作加减如下。

桂枝 10g	茯苓 10g	牡丹皮 10g	赤芍 10g
桃仁 10g	黄芪 15g	鸡血藤 30g	川牛膝 15g
当归尾 10g	生地黄 15g	钩藤 30g	

15 剂（患者家住广西，复诊困难，余师为其做成丸剂，嘱服 5g，日 3 服）。

患者坚持复诊服药约半年后，症状渐好转，左下肢迂曲血管明显消退，局部肤色渐恢复正常。后继续上方炼蜜丸再服用 3 个月，症状基本缓解，同时血压恢复正常（图 9）。

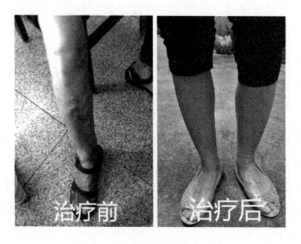

图 9　患者治疗前后变化

按：余师认为本病乃久行久立，过度劳累，损伤筋脉，致气血运行不畅，血壅于下，脉络瘀阻，扩张充盈，日久交错盘曲，类似瘤状。血脉瘀滞日久，气血运行受阻，血行脉外则水肿，气随血阻则胀痛。桂枝茯苓丸本出自《金匮要略·妇人妊娠病脉证并治》，为活血化瘀之方，原文用治妇人瘀阻胞脉之癥痕。《金匮要略》又云"血不利则为水"，诚如尤在泾注云："曰血分者，谓虽病于水，而实出于血也。"余师善用桂枝茯苓丸，观察总结出"血不利则为水"在临床上的许多征象，如脑出血、脑梗死、脑占位病变，可以看到病灶周围的水肿带；如慢性阻塞性肺疾病（肺胀）、前列腺肥大肿胀、子宫肌瘤等，可以看作是组织器官血运障碍致增生肿胀；如伤口愈合不良、肿胀是伤口周围血运障碍所致；如血管硬化、阻塞及弥漫性损害等病机均与此相符。临证"观其脉证，随证治之"，本案处以蜜丸，慢病缓治，最后不但筋瘤得消，血压也恢复正常，更能体现中医"异病同治，治病求本"整体观之奥妙。

（整理：郭芙；指导：余尚贞）

消渴并脉痹案

吕某，男，56 岁。门诊号：M3093214。2019 年 2 月 26 日初诊。

主诉：下肢远端麻痹 2 年。

现病史：患者 2 年前出现下肢远端麻痹，腰酸膝软，无间歇性跛行，无肢体疼痛，无下肢静脉曲张，无口渴多饮、尿多。血压 150/90mmHg。刻症见：纳寐可，大便秘结，夜尿 1 次。舌淡暗，苔厚稍黄，脉沉弦。

既往史：有高血压、糖尿病病史多年。

中医诊断：消渴并脉痹。

西医诊断：糖尿病周围神经病变。

辨证：三阴受损（太、少阴为主）夹瘀。

治法：补太阴益少阴，活血通痹。

处方：桂枝茯苓丸合黄芪桂枝五物汤加味。

桂枝 8g	茯苓 10g	牡丹皮 10g	赤芍 10g
桃仁 10g	炙黄芪 15g	白芍 30g	山茱萸 20g
太子参 20g	盐菟丝子 15g	麦冬 40g	姜半夏 10g
生姜 10g 自备			

5 剂，日 1 剂，水煎，分 2 次口服。

后患者规律每周复诊 1 次，效不更方。

复诊（2019 年 3 月 22 日）：患者下肢麻木明显减轻，仅右膝部少许隐痛及腰部轻微不适，口干，大便调，纳寐可，夜尿 1 次，血压 130/80mmHg，仍守前方，嘱定时复诊。

按：患者病程较长，阴阳气血俱耗，气虚血瘀，瘀血阻络，络脉不通，血虚不能荣筋则肢麻，脉络痹阻则肢痛。选用桂枝茯苓丸活血祛瘀，黄芪桂枝五物汤补太阴温阳化气以助血行，既加强通痹之力，又可缓解肌肤麻木不仁的不适之感。消渴病患者多见三阴不足，加太子参主补太阴脾；患者大便秘结，乃是太阴不升阳明不降之故，加麦冬、半夏这一经典配伍使太阴得升，阳明得降；菟丝子主补少阴肾，山茱萸三阴并补且能逐寒湿痹；诸药配伍，共奏补太阴益少阴降阳明、益气活血、散瘀通痹之效。此两方皆为张仲景经方，正是符合梅国强教授"合用经方，便是新法"的学术思想。其中桂枝茯苓丸本用于治疗妇人癥瘕、胎漏、胎动不安等病，余师善用此方，在多年临床运用中，总结出了一套运用桂枝茯苓丸治疗各种血管病变，如动脉硬化、血栓、弥漫性血管病变、静脉曲张等的经验。患者服药1个月症状即大为缓解，同时血压较前稳定，复诊时喜不自胜。

（整理：黄卓；指导：余尚贞）

眩晕心悸案

苏某，女，70岁。门诊号：M1640917。2016年10月12日初诊。

主诉：头晕伴心悸2月。

现病史：患者2月前出现头晕，颜面浮肿，伴心悸，语颤，头重如裹，吐舌，无恶风，无恶心呕吐，无肢体乏力，遂来求中医诊治。刻症见：神疲，面色黧黑，面目浮肿，吐舌弄舌，诉头晕心悸，头重如裹，时有腰痛，难于入眠，纳一般，夜尿3次，大便调。唇甲暗，舌淡暗，边有瘀斑，苔薄白，脉沉。

既往史：有高血压病史5年、糖尿病史3年及高血压性心脏病史1年，长期在多家医院门诊取降压药及糖尿病药治疗，血压、血糖控制不理想。

中医诊断：眩晕，心悸。

西医诊断：①高血压病Ⅱ期；②高血压性心脏病，心功能2级？③2型糖尿病。

辨证：心肾阳虚水泛，水瘀互结。

治法：温阳补肾，活血利水。

处方：真武汤合肾气丸合桂枝茯苓丸加减。

生地黄 30g	山药 15g	山茱萸 15g	茯苓 15g
牡丹皮 10g	桂枝 10g	制附子 10g_{先煎}	白芍 15g
白术 10g	桃仁 10g	赤芍 10g	泽泻 10g
生姜 5 片			

5 剂，日 1 剂，水煎，将 1 剂分成 3 份，前 2 份口服，第 3 份睡前泡脚。

二诊（2016 年 10 月 18 日）：服上药后头晕明显好转，无心悸，无吐舌现象。面目浮肿减轻，面色黧黑，舌淡暗，边有瘀斑，苔薄白，脉沉。效不更方，继前方 7 剂治疗。

三诊（2016 年 11 月 1 日）：诸症好转，继守上方 3 剂治疗。

四诊（2016 年 11 月 4 日）：目前无头晕心悸及面浮肿，面色好转，门诊坚持服中药每周 3 剂，观其脉证，随证治之。随访至今血压血糖正常，纳眠好，降压药正逐步减量。

按：《伤寒论》82 条云："……心下悸，头眩，身瞤动，振振欲擗地者，真武汤主之。"真武汤证病机为阳虚水泛，水气凌心及上泛清窍。患者头晕伴心悸，面部浮肿，头重如裹，语颤吐舌，与真武汤证之病机相符。患者面色黧黑，唇甲暗，肌肤干燥，舌边有瘀斑，为内有瘀血之征象，此乃久病气血亏虚，药毒伤阳所致。故予桂枝茯苓丸活血化瘀，又兼利水。同时患者还有腰痛及夜尿频多，用肾气丸以补肾。三方合用，标本兼治，从而收效明显。这种多系统疾病造成的损害，临床证候复杂，更能体现中医学"异病同治，治病求本"整体观之威力。整个辨证体现了梅国强国医大师拓展《伤寒论》方临床运用途径——"突出主证，参与病机；谨守病机，不拘证候；复用经方，便是新法"的中医思维。余师认为在学习中医经典过程中，要注重抓经方的主要病机，不断加深对病机的认识，对疾病的临床征象进行有效识别，灵活运用经方才能提高临床疗效。同时余师善用桂枝茯苓丸，观察总结了"血不利则为水"在临床上有许多征象，如脑出血、脑梗死、脑占位病变，可以看到病灶周围的水肿带；慢性阻塞性肺气肿（肺胀）、前列腺肥大肿胀、子宫肌瘤等，可以看作是组织器官血运障碍致增生肿胀；伤口愈合不良是伤口周围血运障碍致肿胀，血管的硬化及弥漫性损害等。

（整理：黄任锋；指导：余尚贞）

痹病案

蒙某，女性，54岁。门诊号：806917。2017年3月14日初诊。

主诉：双下肢肿痛、红斑4天。

现病史：患者4天前无明显诱因出现双下肢肿痛，伴散在红斑，未予特殊诊治，症状未见缓解，遂来余师门诊就诊。刻症见：形体肥胖，双下肢肿痛，散在红斑（图10），胃纳一般，夜寐欠佳，大便质烂，夜尿6~7次，舌质淡暗，边有瘀斑，苔白厚，脉沉而有力。

辅助检查：双下肢动静脉彩超未见异常。

中医诊断：痹病。

西医诊断：双下肢肿痛查因。

辨证：少阴阳虚血瘀。

治法：益气温阳，活血利水。

处方：肾气丸合桂枝茯苓丸加减。

熟地黄 30g	川牛膝 15g	泽泻 30g	炒白术 20g
山茱萸 20g	杜仲 15g	桂枝 8g	茯苓 10g
牡丹皮 8g	赤芍 8g	桃仁 8g	白芍 15g

淡附片 10g 先煎

10 剂，日 1 剂，水煎，分 2 次口服。

二诊（2017 年 3 月 23 日）：患者服药后双下肢奇痒无比，伴明显肿胀感，但双下肢疼痛缓解，下肢红斑颜色变淡，舌质淡暗，边有瘀斑，苔白微厚，脉沉而有力。余师考虑此为患者服药后的排病反应，故在前方基础上加黄芪、砂仁、炒麦芽等益气健脾之品。嘱患者继服 5 剂。

三诊（2017 年 3 月 30 日）：双下肢瘙痒消失，肿胀减退，红斑颜色变淡，守上方。

门诊随诊，一直服用上方至 2017 年 5 月 18 日，患者双下肢红斑明显淡化，已无明显肿痛（图 11）。

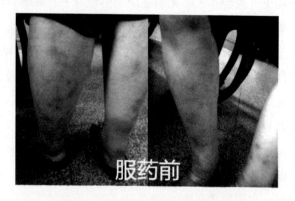

图 10　患者服药前下肢红斑

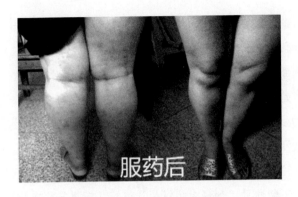

图 11　患者服药后下肢红斑

按： 患者以"下肢肿痛、红斑"就诊，期间行双下肢动静脉彩超未见异常。余师认为可将下肢肿痛、红斑等症看作局部微循环障碍所致，又恰与"血不利则为水"理论相符合。《素问·至真要大论》："谨守病机，各司其属，有者求之。"余师又联想到《素问·阴阳应象大论》曰："寒伤形，热伤气；气伤痛，形伤肿。"认为本案下肢肿痛、红斑等表现亦与本虚（气伤）相关，故用肾气丸合桂枝茯苓丸加用黄芪、砂仁、炒麦芽等。标本兼施，故能疗效明显。

服首方至 10 剂时，患者觉下肢疼痛较前减轻但肿胀瘙痒明显，以为症状无所好转反而加重，余师则宽慰患者这是治疗有效的表现。为什么肿胀瘙痒加重，余师不认为是病进表现，反而考虑是病邪从此路而出的排病反应呢？由患者后来复诊时下肢肿痛、瘙痒、瘀斑明显减轻则可证明余师推断正确。回顾余师诊病过程，余师初辨病机为少阴阳虚血瘀，用肾气丸合桂枝茯苓丸以达益气温阳活血祛瘀利水之效。服药期间出现下肢瘙痒，提示病邪欲出，故加用黄芪、砂仁、炒麦芽等健脾益气之品，此外，黄芪有益气托毒外出之效，更能助邪外出。

如何运用经典理论发现临床隐形证候之病机最为关键，同时能判断出现的某一症状是否是排病反应，这对是否坚持下一步治疗尤为重要。《金匮要略》中提及服用防己黄芪汤后云："服后当如虫行皮中，从腰下如冰，后坐被上，又以一被绕腰下，温令微汗，差。"这也是排病反应的表现。在学习中医经典过程中，要注重经方中的排病反应，学会观察临床上患者服药后的反应并不断积累，加深对病机的认识，从而提高临床疗效。

（整理：余妮；指导：余尚贞）

眩晕案一

陈某，女性，62岁。门诊号：1780489。2017年8月25日初诊。

主诉： 间歇头晕2年，加重1周。

现病史： 患者2年来间歇头晕，多次测量血压偏高，未服降压药治疗，近1周头晕发作频繁，每次发作持续时间长，伴有恶心呕吐、心悸，无耳鸣，无听力下降，无发热，无恶寒恶风，纳眠尚可，大便正常，无夜尿。平素手足逆冷，有肢端麻木感，今经人介绍找余师就诊。刻症见：舌暗红，苔薄黄，脉沉略滑。

体格检查： 血压为135/98mmHg。

中医诊断： 眩晕。

西医诊断： 高血压病。

辨证：少阴阳虚血瘀。

治法：补肾助阳，活血利水。

处方：肾气丸加桂枝茯苓丸。

淡附子 5g	地黄 30g	泽泻 10g	山茱萸 15g
山药 15g	茯苓 10g	桂枝 10g	桃仁 10g
赤芍 10g	牡丹皮 10g		

5剂，日1剂，水煎，分2次口服。

二诊（2017年9月1日）：患者头晕、手麻症状减轻，测血压125/90mmHg。守原方5剂。

后坚持每周5剂中药。经治疗，头晕、手足麻木等症状缓解。

复诊（2017年11月3日）：患者在天气转凉后出现头部紧箍感，伴有颈项痛，测血压132/86mmHg。上方加葛根45g，盐补骨脂15g，白芍15g。水煎服，日1剂，共5剂。

复诊（2017年11月8日）：患者诉症状缓解。门诊随诊，至今共服中药10月，均以肾气丸加桂枝茯苓丸原方的基础上加味，每周4~5剂。门诊测量血压均处于正常范围，并未口服西药进行降压治疗。

按：高血压所致眩晕常被辨证为肝阳偏亢，风阳上亢，投以天麻钩藤饮平肝潜阳治之，附子、桂枝等温热药物被认为有推升血压作用而避而远之。余师认为中医讲究辨证施治，西医检验检查等只作为中医四诊外的延伸，代替不了中医四诊。余师认为，肾为先天之本，主藏精生髓，脑为髓之海，髓海不足可脑转耳鸣，表现为眩晕。《素问·上古天真论》云："七七，任脉虚、太冲脉衰少，天癸竭，地道不通，故形坏而无子也。"

患者年过六旬，肾阳渐衰，阳气不达四肢，表现为手足逆冷。患者舌暗红，四肢有肢端麻木感，为阳虚血瘀之故。综上，此患者辨证为少阴阳虚血瘀，处以肾气丸合桂枝茯苓丸共奏补肾助阳、活血利水之功。受凉后颈项痛为太阳经气不利，予葛根、白芍有桂枝加葛根汤之意。

患者坚持中药治疗能达到病去本固之效。人体的健康是建立在阴阳平衡之上的，阴阳平衡则血压稳定正常。高血压只要辨证准确，是可以使用温热中药治疗的。

（整理：任醒华；指导：余尚贞）

眩晕案二

冷某，女，70岁。门诊号：689360。2018年1月16日初诊。

主诉： 反复头晕数年。

现病史： 患者反复头晕数年，晨起时明显，活动后缓解，觉疲乏。刻症见：头晕，疲乏，晨起双手僵硬感，咳嗽，咳黄痰，四肢麻木，胸背部疼痛，口干，纳差，夜寐可，便秘15年，严重时达10余天一解，现2~3天一次，夜尿多，尿量时多时少。口唇瘀暗，舌暗红，少苔，脉沉细。

既往史： 有高血压、冠心病、后循环缺血、脑动脉硬化病史多年，有哮喘及慢性肺部病变病史多年，平素痰多。曾多次查尿常规提示尿路感染。

中医诊断： 眩晕。

西医诊断： 头晕查因。

辨证：太阴脾虚，肺气不宣兼血瘀。

治法：健脾益气宣肺，活血化瘀。

处方：黄芪建中汤合桂枝茯苓丸加减。

黄芪 15g	砂仁 10g	白芍 30g	炒麦芽 32g
桂枝 15g	大枣 20g	葛根 45g	炙甘草 10g
桃仁 10g	赤芍 10g	紫苏梗 15g	生姜 6 片_{自备}

5 剂，日 1 剂，水煎，分 2 次口服。

二诊（2018 年 1 月 23 日）：晨起有头晕，活动后缓解，双手僵硬感，活动后减轻，口干，咳嗽，咳大量黄痰，补诉有背部丘疹，全身散在皮屑，四肢皮肤增厚，瘙痒稍减轻，舌暗红，苔薄白，脉沉细。追问病史，患者既往有 2 型糖尿病、糖尿病周围神经病变多年，皮肤瘙痒已久，既往曾在多家医院神经科、皮肤科、呼吸科、泌尿科、糖尿病科轮流看病。前方加化橘红 15g，处以 5 剂。

三诊（2018 年 1 月 31 日）：无头晕头痛，觉后背稍疼痛，喉中有痰，口干减轻，四肢不温，排便不畅，纳眠可，小便调，舌暗红，苔薄白，脉沉细。守前方 5 剂。

四诊（2018 年 3 月 1 日）：无头晕，皮屑、瘙痒明显好转，排便较前通畅，但仍排便不尽感，舌暗红，苔薄白，脉沉细。守前方 5 剂。

患者坚持门诊服用中药（黄芪建中汤合桂枝茯苓丸加减）近半年，头晕较少发作，小便量恢复正常，尿常规正常，大便通畅，哮喘无发作，血压稳定下降（降压药已自行减量）。自诉精神状态好，跟往日完全不一样（图 12）。

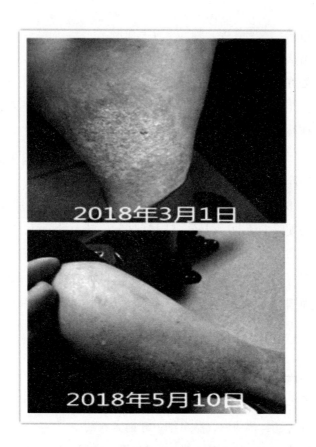

2018年3月1日

2018年5月10日

图 12　患者治疗前后变化

　　按：患者以"头晕"为主诉初诊，当时未诉皮肤病变，而二诊时诉皮肤瘙痒减轻，坚持服药近半年后，全身整体状况得到改善。回顾诊疗过程，余师认为皮肤好转在意料之外，也在情理之中。余师通过五行生克制化原理及脏腑经络相互联系，把太阴脾作为治疗切入点（脾与肺、肺与皮毛、肺与大肠、"脾气散精"、肺"通调水道"）；同时，糖尿病常从"三阴论治"，患者虽有三阴不足之表现，但又当以太阴不足为著，太阴好转后才能加强对厥阴少阴的调补，否则虚不受补，故从太阴论治；肺合皮毛，在培土生金的同时加化橘红、紫苏梗加强宣通肺气。此外，脑动脉硬化、慢性肺部病变等病又可视为"血不利则为水"之征象，故予桂枝茯苓丸活血化瘀利水。

余师从中医整体观出发，以建中法为主导，治病求本，培土生金，予黄芪建中汤健脾益肺，同时兼以活血化瘀利水，宣肺化痰，标本同治，多系统复杂的证候逐一好转或消失，正如《素问·经脉别论》所言："饮入于胃，游溢精气，上输于脾；脾气散精，上归于肺；通调水道，下输膀胱。水精四布，五经并行，合于四时五脏阴阳，揆度以为常也。"把多系统复杂的病变简单化，以建中法为主导，观其脉证，随证治之，正是中医智慧博大精深之体现。

（整理：梁银；指导：余尚贞）

十九、黄芪建中汤

痹病案一

温某，女，68岁。门诊号：M1500484。2017年6月8日初诊。

主诉： 双下肢肿痛不适20余天。

现病史： 患者自诉 20 余天前出现双下肢浮肿，伴有肌肉胀痛及紧绷感。刻症见：全身疲乏，头部昏沉感，喜睡，晨起有口苦，无口干，怕冷，时觉腹部疼痛不适，胃纳欠佳，夜寐一般，多梦，大便烂，小便调，舌质暗红，苔白厚腻，脉沉细。

辅助检查： 神经肌电图示右下肢所检外周神经及肌肉未见特征性异常。

中医诊断： 痹病。

西医诊断： 双下肢肿痛查因。

辨证： 太阴证。

治法： 健脾通络和肌，温中祛寒。

处方： 黄芪建中汤合附子理中丸加减。

黄芪 15g	桂枝 15g	炙甘草 10g	大枣 20g
炒麦芽 30g	砂仁 10g	茯苓 15g	炒白术 15g
人参 5g	炒白芍 20g	太子参 10g	淡附片 10g 先煎

生姜 12g 自备

5 剂，日 1 剂，水煎，分 2 次口服。

二诊（2017 年 6 月 13 日）： 双下肢肿痛较前缓解，仍有肌肉紧绷感，全身乏力，胃纳转佳，夜寐一般，梦多，大便质烂，小便调，舌质淡暗，苔微白，脉沉滑。继服前方 5 剂。

三诊（2017 年 6 月 20 日）： 觉双下肢胀痛，但浮肿减轻，肌肉紧绷感较前缓解，无麻木，纳眠可，大便转好，稍成形，舌淡暗，苔薄白，脉沉滑。效不更方，继服 5 剂。

患者一直门诊随诊，共服上方至 25 剂，双下肢肿痛、肌肉绷紧感等诸症明显减轻，精神、胃纳、睡眠已转佳。

按:《伤寒论》第 274 条:"太阴中风,四肢烦疼,阳微阴涩而长者,为欲愈。"第 276 条:"太阴病,脉浮者,可发汗,宜桂枝汤。"指出太阴中风的临床特点为"四肢烦疼",因脾主四肢,与本案中患者主证病机大体相符。桂枝汤可治太阴中风之"四肢烦疼"。

脾主大腹,为太阴经所过。《伤寒论》第 279 条云:"本太阳病,医反下之,因而腹满时痛者,属太阴也,桂枝加芍药汤主之。"第 277 条云:"自利不渴者,属太阴,以其脏有寒故也。当温之,宜服四逆辈。"本案患者除四肢烦疼外,平素还有腹痛、大便烂等特点,属太阴经脏同病。患者脉沉而细,里虚甚。故先予黄芪建中汤以健脾通络和肌。其中此方本就是在桂枝汤基础上化裁而来,又含桂枝加芍药汤之意。本案中又有太阴脏证之大便自利表现,故而合用附子理中汤温中祛寒。第 277 条原文提及治疗原则为"当温之,宜服四逆辈。"却未出主方,这就意味着临床上可灵活选用四逆辈一类方剂,包括理中汤之类。本证以太阴四肢烦疼合太阴经脏同病,只有对太阴病病机深刻理解,才能灵活运用经方。

(整理:余妮;指导老师:余尚贞)

痹病案二

陈某,女,34 岁。门诊号:M3069078。2018 年 12 月 25 日初诊。

主诉:肢体麻木 2 年。

现病史：患者于 2 年前产后出现肢体麻木，左手为甚，持物时明显，伴左肩背部疼痛。刻症见：纳眠可，二便调，舌淡红苔薄，寸口脉微，关脉尺脉细涩。

中医诊断：痹病。

西医诊断：周围神经病。

辨证：气血亏虚。

治法：益气养血，调和营卫，引阳通痹。

处方：黄芪桂枝五物汤加减。

桂枝 10g	白芍 15g	黄芪 15g	大枣 15g
鸡血藤 30g	生姜 30g 自备		

5 剂，日 1 剂，水煎，分 2 次口服。

二诊（2019 年 1 月 4 日）：患者自诉症状得到极大改善，肢体麻木等症状几乎全部消失。守前方 5 剂巩固疗效。

按：妇人产后体质虚弱，气血大伤，是产后肢体麻木疼痛的内在原因。气血亏虚，导致筋脉失养，"荣卫之行涩"，"皮肤不营"，从而致使肢体麻木不仁、疼痛。

《金匮要略心典》有云："邪入于阴则痹也，脉微为阳微，涩为血滞，紧则邪之征也，血中之邪，始以阳气伤而得入，终必得阳气通而后出。"结合患者诸多征象，余师认为，本病治疗要点在于使阳气得通，方选黄芪桂枝五物汤益气养血，调和营卫，引阳通痹。本方出自《金匮要略·血痹虚劳病脉证并治》："血痹，阴阳俱微，寸口关上微，尺中小紧，外证身体不仁，如风痹状，黄芪桂枝五物汤主之。"本方以调和营卫之桂枝汤去甘草之缓，加入黄芪益气固表，倍用生姜引药达肌表，从而气行则血不滞而痹除；然本方对于产后血痹数年的患者而言，养血通络之力不足，遂加鸡血藤以补血活血通络。全方仅六味药，药简力专。患者复诊时仍觉不可思议，仅服药5剂，诸症皆去，不禁连连感叹中医之神效。可见，中医辨证处方并不追求各路出击，也并非药越多越好。只要辨证准确，抓住核心病机，蛇打七寸，往往能收到奇效。

（整理：黄卓；指导：余尚贞）

便秘案

何某，女，59岁。门诊号：M3156380。2019年3月5日初诊。

主诉：便秘10余年。

现病史：患者10余年前出现便秘，质干，颗粒状，伴上腹部隐痛不适，时有牵拉至右下胁部及背部，嗳气反酸，形体消瘦，面色苍黄。曾在多家省级医院治疗，未见疗效。长期服用"泻药"（具体不详），便秘症状未见缓解，一直消瘦乏力。纳寐可，夜尿1~2次。舌暗，有瘀斑，苔薄白，脉弦。

既往史：既往有胆囊、阑尾、子宫切除手术史。

辅助检查：胃肠镜检查（2019-02-28）示胃体小息肉，浅变性胃炎，大肠黑变病，慢性结肠炎（图13、14）。

中医诊断：便秘。

西医诊断：便秘。

辨证：气虚血瘀。

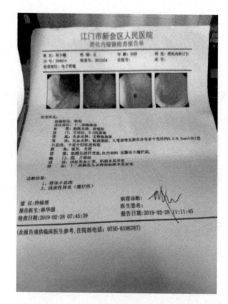

图 13　患者胃镜检查报告单

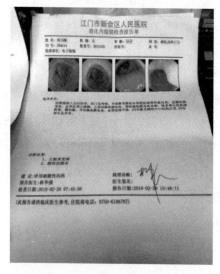

图 14　患者肠镜检查报告单

治则：益气建中化瘀。

处方：黄芪建中汤加桂枝茯苓丸。

茯苓 10g	桃仁 10g	赤芍 10g	牡丹皮 10g
黄芪 10g	炙黄芪 15g	白术 30g	砂仁 15g
炒麦芽 30g	桂枝 8g	白芍 30g	大枣 20g
炙甘草 10g			

5剂，日1剂，水煎，分2次口服。

二诊（2019年3月12日）：患者诉便秘改善，每日均有解大便，大便先硬后溏，腹痛减轻，反酸减轻，夜尿减少，夜寐可，纳一般，舌红，有瘀斑，苔薄白，脉弦。守前方5剂。

三诊（2019年4月9日）：患者大喜，诉便秘明显改善，近期外出旅游10余天，身体无疲倦感，纳眠二便调，这是以前不可想象的。守前方5剂巩固疗效。

按：《素问·上古天真论》中，歧伯曰："女子七岁，肾气盛，齿更发长……五七，阳明脉衰，面始焦……六七，三阳脉衰于上，面皆焦，发始白。"女子自五七后开始出现脾胃先衰，患者年过六七，三阳皆衰，以脾胃之气先虚，继而中焦失运，水饮积聚，阻碍中焦气机，引起纳呆、腹胀、恶呕、便秘、形体消瘦等症状。此患者出现中焦运化失常，故拟用黄芪建中汤温阳补虚，建运中焦，散经于四肢，以养五脏。其中黄芪建中汤中原方饴糖一物实在难寻，余师临床多以砂仁、炒麦芽代之，效果相当。患者舌暗有瘀斑，且肠镜诊断为大肠黑变病，可当作中医望诊的延伸，提示兼夹血瘀。故在黄芪建中汤基础上加用桂枝茯苓丸加减，以达活血化瘀、通腑祛瘀之效。现患者病症已除，肠道功能已恢复，建议患者坚持中药调理一段时间，复查胃镜及肠镜，以了解形态学是否可以改变。

感悟：①黄芪建中汤（即小建中汤加味）见于仲景《金匮要略》的虚劳篇及杂病篇，小建中乃桂枝汤之变法，凡阴阳相错，上下不交之病，如便秘、失眠等症皆可用从中焦求之，阴阳得复，渐次取效。正如尤在泾所云："欲求阴阳之和者，必求之于中气，求中气之立者，必以建中也。"余师用其意为升太阴脾土之气。②桂枝茯苓丸有通脐祛瘀、活血利水之效，能使有形之邪从二便中走，以降阳明之气，配合黄芪建中汤以升太阴，使得太阴开而阳明阖，阴阳调和相得。此乃太阴脾气不升常用治法，若太阴肺气不宣，阳明不降之时，余师则常选用杏仁以宣肺气，这与宣白承气汤的治法有异曲同工之妙，意为"提壶揭盖"。《素问·通评虚实论》云："五脏不平，六腑闭塞之所生也。"肺与大肠相表里，宣肺则通下，腑通则脏平。③梅国强国医大师曾提出"复用经方，便是新法"，拓宽了经方的临床应用。余师师从梅老，深受其熏陶，以经方配伍严谨、功效单纯的特点，灵活掌握病机而择其方，以精简之药物以达病处，故疗效显著。

（整理：高芳瑜、林东桥；指导：余尚贞）

风牵偏视案

龚某，女性，34岁。门诊号：M1815633。2018年1月16日初诊。

主诉： 视物重影1月余。

现病史：患者1月余前出现视物重影，伴右侧头部胀痛，头晕不适，恶心欲吐。曾在江门某医院及深圳某医院就诊，诊断为"外展神经麻痹"，予营养神经、激素冲击等对症治疗，症状稍好转后出院。出院后一直坚持服用甲泼尼龙片，但症状反复发作，遂来余师门诊就诊。刻症见：患者觉疲乏，视物重影，右眼外展不能，无晨轻暮重感，无眼睑下垂，偶有胸闷，咳嗽咳痰，胃纳可，夜寐欠佳，大便秘结，小便调。

体格检查：视力、视野粗测正常，双眼眼裂等大，右眼内聚，外展不能，视物重影，无眼震。舌淡暗，苔薄白，脉弦。

辅助检查：CT平扫＋增强示双侧眼眶未见异常，扫及左侧上颌窦黏膜增厚，双侧下鼻甲肥大。颅脑MRI+MRA示颅脑MR平扫及增强脑实质未见明显异常，部分空泡蝶鞍，颅脑MRA未见异常。

中医诊断：风牵偏视。

西医诊断：外展神经麻痹。

辨证：脾虚生风兼血瘀。

治法：健脾祛风，活血化瘀。

处方：黄芪建中汤合桂枝茯苓丸加减。

黄芪 15g	炙黄芪 15g	桂枝 10g	白芍 30g
大枣 30g	炙甘草 10g	炒麦芽 30g	砂仁 15g
茯苓 10g	牡丹皮 10g	赤芍 10g	生姜 16g

5剂，日1剂，水煎，分2次口服。

二诊（2018年1月23日）：觉视物重影，右眼可外展至眼正中，精神转佳，无咳嗽咳痰，近2天背部出现皮疹，胃纳可，夜寐转佳，大便稍干结，小便调，舌淡暗，苔薄白，脉弦。甲泼尼龙片已减至每天 3 片。前方桂枝、茯苓量增至 15g，黄芪增至 20g，继服 8 剂。

三诊（2018 年 1 月 30 日）：视物重影较前减轻，右眼可外展至中外 2/3，背部皮疹好转，纳眠可，大便质软，小便调，舌淡暗，苔薄白，脉弦。效不更方，继服 7 剂。

患者一直门诊随诊，均在黄芪建中汤合桂枝茯苓丸的基础上随症治之，坚持服药 4 个月，现无视物重影，右眼外展正常。

按：《诸病源候论·目病诸候》指出："人脏腑虚而风邪入于目，而瞳子被风所射，睛不正则偏视。"《证治准绳·杂病·七窍门》中亦云："目珠不正……乃风热攻脑，筋络被其牵缩紧急，吊斜目珠子，是以不能运转。"历代医家论述风牵偏视之病因多在于感受风邪而致，然风邪又有外感和内伤之别。结合本案特点，并无外感证候表现，四诊合参，余师辨本案为脾虚生风兼有血瘀之证。《灵枢·大惑论》提到"五脏六腑之精气，皆上注于目而为之精……"中医学认为脾胃为后天之本，气血生化之源，目之精为脾所化生，故本案当以健脾祛风为主导，使脾得以健运，目才得以濡养，内风自得以祛除。余师临证 30 年，喜用黄芪建中汤治疗以脾虚为病机的诸多病证。黄芪建中汤能补人一身之阴阳，太阴脾土健旺则万物生长，气血精津得以充足，故运用此方能从根本解除病源。中医学认为气血生化乏源可致气血亏虚而致血瘀，结合舌脉象特点，本案兼有血瘀之证。余师将本案视物重影之表现看作是局部"血不利"之表现，合用桂枝茯苓丸以达活血祛瘀之效。两方合用，气血得以化生，瘀血得以祛除，故临床疗效显著。

（整理：余妮；指导：余尚贞）

腹痛案

劳某，女，67岁。门诊号：50479107。2018年3月13日初诊。

主诉：腹痛1月余。

现病史：患者1月前无明显诱因出现左上腹隐痛，时作时止，进食油腻后加重，伴有口苦口干，神疲乏力，无腹泻，无恶心呕吐，无发热恶寒，曾在其他医院做相关检查未见异常。刻症见：纳可，入睡困难，大便烂，小便可，舌淡红，苔薄白，脉弦细。

中医诊断：腹痛。

西医诊断：腹痛查因。

辨证：气血阴阳两虚证。

治法：温中补虚，和里缓急。

处方：小建中汤加减。

砂仁15g	炒白芍30g	炒麦芽30g	大枣20g
炙甘草10g	桂枝15g	生姜16g	

5剂，日1剂，水煎，分2次口服。

二诊（2018年4月10日）：患者腹痛稍缓解，有口干，偶有口苦。效不更方，继守前方10剂。

其后患者多次就诊，诉腹痛缓解，无明显不适。效不更方。

三诊（2018年8月21日）：患者诸症较前改善，胃纳可，仍有入睡困难，小便可，大便烂，舌红苔薄白，脉细。继守前方加麦冬 30g，姜半夏 8g。

四诊（2018 年 11 月 22 日）：患者除大便烂，诸症均缓解，舌淡红苔薄白，脉细。前方加用干姜 5g。

五诊（2018 年 12 月 18 日）：患者诸症均缓解，胃纳可，夜寐可，二便调。效不更方。

按：脾胃为后天之本，气血生化之源。李东垣说："百病皆由脾胃衰而生也"。患者年过六旬，年高而脾胃虚弱，健运失职，影响气血生化，气血不足则难以维持机体的活动和抗御病邪的侵袭，久之，脏腑组织失养，阴阳平衡失调，导致五脏阴阳气血的虚候，形成虚劳腹痛。《金匮要略·血痹虚劳病脉证并治》云："虚劳里急……腹中痛……咽干口燥，小建中汤主之"。阳虚不能与阴和，则阴以其寒独行，而寒主收引，故腹中拘急不舒，即"里急"，寒凝气滞，不通则痛，则"腹中痛"。余师抓住患者阴阳气血俱虚的特点，方用小建中汤。《灵枢·始终》云："阴阳俱不足，补阳则阴竭，泻阴则阳脱，如是者，可将以甘药。"《灵枢·邪气脏腑病形》又云："阴阳形气俱不足，调以甘药。"故尤在泾说："求阴阳之和者，必求之于中气，求中气之立者，必以建中者也。"明确提出甘温建中是治疗脾胃所致阴阳两虚，以阳虚为主虚劳病的原则。余师在临床应用小建中汤时常用麦芽、砂仁替代饴糖。太阴阳明升降不和则入睡困难，故加入麦冬、姜半夏则太阴得升，阳明得降，使患者睡眠改善。李东垣说："善治斯疾者，惟在调和脾胃。"

（整理：向蕾；指导：余尚贞）

腹泻案

罗某，女，48岁。门诊号：M1805463。2016年11月3日初诊。

主诉：腹泻3月余。

现病史：患者3个月前于外院诊断为肺癌，之后行手术治疗。术后出现腹泻，心烦闷，烦闷甚时腹泻加重。刻症见：精神倦怠，时有口干口苦，难于入睡，纳欠佳，小便调，舌红，苔薄白，边有齿印，脉弦细。

体格检查：心肺听诊无异常。腹部触诊无异常。神经系统查体未见定位体征。

中医诊断：腹泻。

西医诊断：功能性腹泻。

辨证：少阳郁热，太阴脾虚。

治法：和解少阳，温运脾阳。

处方：柴胡桂枝干姜汤合黄芪建中汤加减。

柴胡 40g	干姜 10g	天花粉 20g	黄芩 15g
桂枝 15g	煅牡蛎 10g	炙甘草 10g	黄芪 30g
炒麦芽 30g	砂仁 10g	炒白术 15g	

10剂，日1剂，水煎，分2次口服。

随访患者诉服药后腹泻好转，烦闷时偶有腹泻，无口干口苦。现在重庆老家继续中医调养。

按：《伤寒论》147条云："伤寒五六日，已发汗而复下之，胸胁满微结，小便不利，渴而不呕，但头汗出，往来寒热，心烦者，此为未解也，柴胡桂枝干姜汤主之。"余师谈及其师梅国强国医大师对本条病机的认识是"邪郁少阳，手足少阳同病而兼水饮"。足少阳枢机不利，可致手少阳三焦功能失常，然而临床无论外感或杂病，其证如此典型者甚少，不典型者居多。梅老在运用本方时常"谨守病机，不拘证候"而用。本证口干口苦、心烦、纳欠佳为少阳见证，不必悉具，常腹泻、精神倦怠、舌淡红、苔薄白、脉弦细为三焦决渎失职，水饮内停并太阴脾虚之证。另患者手术及术后用药伤及脾胃，加上因病情绪抑郁不畅，烦闷时诱发腹泻，为土虚木克之象，故以柴胡桂枝干姜汤合黄芪建中汤加强补中而奏效。

（整理：黄任锋；指导：余尚贞）

喉癌术后术口不愈案

余某，男性，73 岁。门诊号：M2054489。2016 年 4 月 7 日初诊。

主诉：声门型喉鳞癌术后术口愈合不良 2 月余。

现病史：患者于 2016 年 1 月 25 日因"声嘶 1 月余"在某肿瘤医院就诊，诊断为"声门型喉鳞癌 T1N0M0 Ⅰ期"，于 2016 年 1 月 29 日行"喉裂开声带恶性肿瘤切除术＋气管切开术"，住院期间因术口渗血行清创缝合术，病情稳定好转后出院。出院后术口一直愈合不佳，红肿渗液至今。刻症见：神疲，面色少华，形体消瘦，颈前正中可见一纵行术口，术口周围红肿渗液，愈合不佳，无特殊气味。患者声嘶，少气，诉术口疼痛，胃纳差，夜寐欠佳，入睡困难，大便软，夜尿多，舌质暗淡边有瘀斑，苔厚腻，脉弦细。

既往史：患者有高血压病史多年，每天坚持服用降压药，血压维持在150~160/90~95mmHg。

辅助检查：某肿瘤医院病理会诊示（右侧声带）镜检为高分化鳞状细胞癌。电子喉镜示右侧室带后端黏膜粗糙，左侧黏膜光滑，右侧前1/2黏膜隆起。喉部CT示右侧声带前端结节状增厚，符合声带癌。颈部小淋巴结。

中医诊断：喉癌术后术口不愈。

西医诊断：声门型喉鳞癌术后　术口愈合不良（Ⅱ–乙），高血压病2级。

辨证：脾气虚兼血瘀。

治法：益气健脾，活血利水，托毒生肌。

处方：黄芪建中汤合桂枝茯苓丸加减。

黄芪30g	白芍30g	炙甘草10g	大枣20g
砂仁10g	麦芽30g	桂枝15g	牡丹皮10g
桃仁10g	赤芍10g	茯神50g	生晒参5g
柏子仁15g	炒酸枣仁15g	生姜8片	

7剂，日1剂，水煎，分2次口服。

二诊（2016年4月14日）：术口已愈合，术口周围稍红肿，无明显渗液，声嘶，胃纳较前转佳，夜寐欠佳，较前稍易入睡，大便稍烂，夜尿多，舌质暗淡边有瘀斑，苔厚微腻，脉弦细。效不更方，守上方7剂。

三诊（2016年4月21日）：诉术口处有线头排出，术口周围无明显红肿渗液，术口已愈合。近日有咳嗽，咳吐白色黏痰，大便偏烂，睡眠时好时坏，舌质暗红边有瘀斑，苔白厚，脉滑数。于前方中去生晒参，加用白芥子25g，7剂继服。

门诊随诊，坚持服用上方加减至2016年10月时已排出13个线头，患者自诉每次排线头后术口愈合良好，无红肿渗液。同时患者在家自测血压正常，1个月后自行停用降压药，至今坚持服中药1年余。期间余师根据患者主兼症不同在黄芪建中汤合桂枝茯苓丸基础上进行加减。现患者手术切口甲级愈合，胃纳佳，夜寐时好时坏，二便尚调。现已停用降压药1年半，血压稳定在115~125/65~75mmHg。目前每2周门诊服中药5剂，"观其脉证，随证治之"，继续调养身体，以防复发。

按:《素问·痿论》曰:"脾主身之肌肉。"《素问·五脏生成》曰:"脾主运化水谷之精，以生养肌肉，故主肉。"气血生化来源于脾胃运化的水谷精微物质。患者大病术后失养，脾胃虚损，气血生化乏源，日久致气血亏虚，肌肉失养，致术口经久不愈。气血亏虚不能濡养肌肤、四肢，可见面色少华、形体消瘦、少气等症。脾的运化功能失司，胃的受纳腐熟水谷功能下降，故可见纳差。《灵枢·决气》云:"中焦受气取汁，变化而赤，是谓血。"血液生成不足，则不能上荣于心，心失所养故可见夜寐欠佳。此外，患者术口局部红肿渗液之象，可看作局部血液循环障碍所致，又可与余师常提及张仲景的"血不利则为水"理论相照应。舌质暗淡边有瘀斑，苔厚腻，脉弦细均属于脾气虚兼血瘀证之象。

本病以脾气虚为主要病机，治法当以益气健脾为主。中医临床上以健脾为主要功效的方剂诸多，余师喜用经方，尤喜用黄芪建中汤来治疗以脾虚为主要病机的痿病、痫证、小儿五迟五缓等诸多病证，均获益良多。这也体现了余师谨遵"谨守病机，各司其属"的治病原则。黄芪建中汤出自《金匮要略》："虚劳里急，诸不足，黄芪建中汤主之。"《金匮要略论注》提及："小建中汤本取化脾中之气，而肌肉乃脾之所生也，黄芪能走肌肉而实胃气，故加之以补不足……黄芪、饴糖又补脾中之阴阳也。"《神农本草经百种录》提到："黄芪甘淡而温，得土之正味、正性，故其专补脾胃……其皮最厚，故亦能补皮肉，为外科生肌长肉之圣药。"如此谨守病机治病求本，故收益良效。

为什么要合用桂枝茯苓丸呢？余师将患者术口红肿渗液看作局部血液循环障碍，与"血不利则为水"病机相符，"合用经方，便是新法"，这也是梅国强国医大师拓展经方运用途径之一，故黄芪建中汤与桂枝茯苓丸合用共奏益气健脾、活血利水消肿、托毒生肌之效。

随着患者的脾气健旺，阴阳平衡，高血压等原有疾病也随之治愈。正如《素问·阴阳应象大论》所说"治病必求于本"，"本"于阴阳。

（整理：余妮；指导：余尚贞）

瘙痒案

刘某，女，36岁。门诊号：50507946。2018年5月29日初诊。

主诉：皮肤瘙痒多年，加重1周。

现病史：患者自诉皮肤瘙痒多年，每至夏季发作尤甚，反复就诊，效果欠佳。刻症见：双侧手足内侧可见散在皮疹，高出皮肤，色红，瘙痒，无发热恶寒，无汗出，纳寐可，二便调，舌红苔薄，脉沉细。

既往史：月经规律，经前易上火。

中医诊断：瘙痒。

西医诊断：皮肤过敏。

辨证：肺脾气虚。

治法：健脾益气。

处方：黄芪建中汤加减。

太子参 15g	百合 30g	黄芪 15g	砂仁 15g
炒麦芽 30g	桂枝 12g	白芍 30g	大枣 20g
炙甘草 10g			

5剂，日1剂，水煎，分2次口服。

二诊（2018年6月8日）：双手内侧可见散在红疹，伴瘙痒不适，偶有口干不适，无恶寒发热，无汗出，纳寐可，二便调，舌红，苔薄白，脉沉细。前方加用连翘15g，金银花15g，苦杏仁9g，继服用。

后患者多次前来复诊，自诉服药期间皮疹较前减少。

复诊（2018年8月14日）：患者诉近期停药后下肢皮疹反复发作伴瘙痒，偶可自行消退，口干，无其他不适，纳寐可，二便调，舌红苔薄白，脉沉细。余师考虑患者皮疹反复难愈，瘙痒明显，且口干较甚，结合当年运气特点，岁火太过，炎暑流行，肺金受邪。肺在体合皮毛，肺脾虚弱，肌肤失于濡养，故余师改前方用六戊年运气方麦门冬汤加减。

辨证：湿热困脾，土不生金。

处方：麦门冬汤加减。

麦冬 50g	白芷 15g	姜半夏 10g	淡竹叶 10g
桑白皮 15g	紫菀 15g	党参 15g	甘草 8g
大枣 10g	生姜 10g		

10 剂，日 1 剂，水煎，分 2 次口服。

复诊（2018 年 9 月 26 日）：患者自诉服上述药症状较前改善明显，现双手足皮疹较前减少，色淡红，少许瘙痒，自觉精神状态较前改善，仍口干，纳寐可，大便烂，小便调，舌淡红，苔薄白，脉沉细。余师于前方加用茯苓 30g，黄连 10g，继续服药 10 剂。

后近 1 年患者间断门诊随诊，皮疹控制尚可。2019 年 7 月 23 日因"口腔溃疡反复"再次就诊，患者自诉皮疹基本缓解，今年至现尚未发作，可继续随访跟踪。

按：此患者皮疹反复发作，每至夏季明显加重，且口干明显。余师结合患者症状表现，首先从肺脾考虑。肺在体合皮，夏季湿热交加，易困脾土；肺脾虚弱，肌肤失于濡养，故辨证为肺脾虚弱证，方用黄芪建中汤加减，增强益气建中之力，阳生阴长。服药期间患者皮疹有所改善，但仍反复发作，且口干症状难以缓解，大便较烂。余师变换思路，结合当年运气特点及近期气候变化，考虑此年为岁火太过，炎暑流行，火灼金伤。且就诊之时为三之运，主运为少土，客运为太金；金运太过，燥气流行，加上岁运为太火，火燥相加，肺易受损。此年下半年"太阴湿土在泉"，湿邪所胜，四之气又以太阴湿土为主气，客气为厥阴风木，外湿邪胜，而火气内郁，故湿热内蕴困脾，加之火灼金伤，土不生金，则肺脾虚弱更甚，肌肤失于濡养。《三因极一病证方论·六气时行民病证治》云："辰戌之岁，太阳司天，太阴在泉，气化运行先天，民病瘟，身热，头痛……肌腠疮疡。"脾虚湿困化热，可见患者瘙痒加重，频发，故余师选用六戊年麦门冬汤加茯苓黄连治疗，效果明显。另患者大便烂，余师认为此责之于阳明不降，因太阴肺脾虚弱，清津不升，阳明胃肠气不顺降，而出现不能分清泌浊，加用茯苓30g，黄连10g，以健脾清利湿热，利小便而实大便。近一年，患者间断服此方，门诊随诊一年之久，控制可，基本缓解，今年尚未发作。

（整理：周小琼；指导：余尚贞）

舌痛案

陈某，女，68 岁。门诊号：8529615。2017 年 12 月 15 日初诊。

主诉： 舌痛、舌烂 4 个月。

现病史： 患者 4 个月前无明显诱因出现舌体疼痛，常于下午 3 时发作，舌正中有刀割样裂痕，且伴有口腔溃疡反复发作。刻症见：舌体疼痛不适，舌正中有刀割样裂痕，用棉签拨开裂痕可见其中腐烂如豆腐样，胁痛，口干，口腔溃疡，大便一日 5 次，便溏，耳鸣，夜尿 2~3 次，夜寐可，舌淡嫩，舌尖红，苔薄，脉弦细滑。

既往史：患者曾因胁痛多次在余师门诊就诊，服药后胁痛已好转。

中医诊断：舌痛。

西医诊断：舌痛。

辨证：太阴脾虚，阳明胃火不降。

治法：健脾益气，清降阳明。

处方：黄芪建中汤加味。

猫爪草 30g	生石膏 10g	柴胡 10g	炒白术 20g
黄芪 15g	砂仁 10g	炒麦芽 30g	桂枝 15g
炒白芍 30g	炙甘草 10g	大枣 20g	生姜 6 片

5 剂，日 1 剂，水煎，分 2 次口服。

二诊（2017 年 12 月 21 日）：患者舌痛缓解，每日大便次数减少。前方生石膏改 20g，再服 5 剂。

三诊（2017 年 12 月 29 日）：患者舌痛缓解，大便不稀。前方再服 5 剂。

四诊（2017 年 01 月 9 日）：患者舌痛已愈，大便日 1 次，无便溏，有口腔溃疡 1 处。前方加蛤壳 20g，土茯苓 30g，再服 5 剂。

按：《灵枢·经脉》云："脾足太阴之脉……夹咽，连舌本，散舌下；其支者，复从胃别上膈，注心中。""是主脾所生病者，舌本痛……溏瘕泄。"《灵枢·九针论》曰："足阳明太阴为表里。"《素问·痿论》提到"脾主身之肌肉"，而舌体由肌肉组成。综上可知，舌之疼痛与脾胃有密切联系。本案中患者素有胁痛，余师曾用疏肝健脾清热之丹栀逍遥散治其胁痛，用之神效。"肝木乘土"可影响脾胃生理功能，患者之便溏、泄泻便是因此而来。《伤寒论》第 193 条说："阳明病，欲解时，从申至戌上。"清代医家尤在泾对此注释为："申酉戌时，日晡时也。阳明潮热，发于日晡；阳明病解亦于日晡。"故本案中患者每日下午 3 时舌痛则是因阳明之火上炎而致。至此，我们可知本病的病机是患者素有肝经火旺，肝木乘土，致太阴脾虚而阳明胃火不降。余师熟读古籍，用药皆谨守病机，故用黄芪建中汤以补太阴脾虚，且黄芪合白术还有健脾脱毒生肌之效，并用一味生石膏以清阳明胃火，稍佐柴胡、猫爪草以疏肝行气。一诊时，患者大便每日 5 次，为太阴脾气虚弱。余师恐生石膏太过寒凉，故仅用 10g，且合炒白术以健脾化湿，白芍亦炒制，以止患者泄泻。二诊时，患者泄泻情况得到改善，提示脾胃之气已复，而舌痛之症仍未痊愈，故加重生石膏用量以除阳明之火。三诊时，患者舌痛得到缓解，且泄泻及便溏均明显好转。四诊时，患者舌痛已痊愈，仅有口腔溃疡。蛤壳味苦、咸，性寒，具有清热止痛的功效，对口腔溃疡有很好的疗效；土茯苓味甘性寒，具有清热解毒之功效，亦是治疗口腔溃疡的佳品。故选用上二味以治患者口腔溃疡。至此，患者太阴脾气得复，阳明胃火得降，舌痛得愈。

（整理：吴治谚；指导：余尚贞）

头痛案

叶某，女，35 岁。门诊号：M2305841。2019 年 4 月 26

日初诊。

主诉：反复头痛 1 年余。

现病史：患者 1 年前出现反复头痛，以两侧太阳穴为主，呈跳痛、胀痛感，伴有头晕，头部恶风，月经期时加重。患者近一年月经先期，经期 5~7 天，量多。刻症见：患者形体虚胖，面色偏黄，头痛头晕，头部恶风，月经期时加重，倦怠乏力，易疲劳，无口干口苦，纳眠可，二便调，舌淡，舌边有齿痕，苔黄腻，脉沉滑。

中医诊断：头痛。

西医诊断：头痛。

辨证：太阴不开，厥阴不阖。

治法：开太阴，阖厥阴。

处方：黄芪建中汤加减。

当归 10g	柴胡 10g	砂仁 10g	炒麦芽 30g
黄芪 15g	桂枝 10g	白芍 30g	大枣 20g
炙甘草 10g			

6 剂，日 1 剂，水煎，分 2 次口服。

二诊（2019 年 5 月 14 日）：头痛较前减轻，现正值月经来潮，无心烦，口干口苦，纳眠可，大便稍烂，舌淡，苔薄白，左脉沉细。前方去当归。

三诊（2019 年 7 月 2 日）：头痛无发作，月经期也无头痛发作，纳眠可，二便调，舌淡红，苔薄白，脉沉。守初诊时方药。

2019 年 9 月，患者陪家人就诊时诉近 4 个月均无头痛发作，月经正常，量可，纳眠可，二便调。

十九、黄芪建中汤

按：脾胃为后天之本，气血生化之源。李东垣说："百病皆由脾胃衰而生也。"岐伯曰："女子七岁，肾气盛……五七，阳明脉衰，面始焦，发始堕……"本案患者正处五七，脾胃始衰。根据其形体虚胖、倦怠乏力、面色偏黄、胃纳尚可、舌淡苔腻边有齿痕、脉滑等特点，余师认为本案患者以脾虚为主，脾虚则运化功能失常、气血化生功能下降，导致清阳不升，则出现头痛、头晕等症。"五脏六腑之血，全赖脾气统摄"，"心主血，肝藏血，脾能统摄于血"，患者脾气虚，则统血摄血功能下降，则出现月经先期、量多；月经期气血流失，气血两虚加重，则头痛明显。余师抓住这些特点，从太阴脾论治，"脾宜升则健"，故选用黄芪建中汤为主方开太阴，方中以炒麦芽30g，砂仁10g代替饴糖。患者月经失调，"女子以肝为先天"，月经的来潮有赖于肝气的疏泄，故加用柴胡疏泄肝气。柴胡"气味升阳，能提下元清气上行……亦以其能提肝气之陷者，由左而升也"，"清胆经之郁火……上头目而止眩晕，下胸胁而消硬满……"加入当归补血调经，"当归气温，禀天春生之木气，入足厥阴肝经"，"当归、血药也，心主血，肝藏血，脾裹血，故均入之"，"妇人以血为主……当归补血，所以主之"。诸药配伍，则太阴得开，厥阴得阖，诸症消失。患者陪家人就诊时喜不胜言，直叹中医之神效。

（整理：向蕾；指导：余尚贞）

痿病案一

向某，男，21 岁。门诊号：M2291619。2017 年 4 月 18 日初诊。

主诉： 左眼睑下垂 5 月余。

现病史： 患者 5 个月前出现左眼睑下垂，伴视物重影，表现为晨轻暮重，四肢乏力。于江门某医院就诊行新斯的明试验并完善相关检查，诊断为"重症肌无力伴胸腺增生"，建议住院行手术治疗。患者拒绝，自行购买溴吡斯的明片口服，因服药后出现头晕不适等症状停药。后因症状反复在湖南某医院行"VATS 经双侧胸腔胸腺扩大切除术"，病情稍缓解后出院。出院后一直未服药，仍左眼睑下垂，视物重影，遂来余师门诊求诊。刻症见：左眼睑下垂，视物重影，晨轻暮重，伴四肢乏力，纳眠可，二便调，舌淡红，苔白厚，脉滑数。

中医诊断： 痿病。

西医诊断： 重症肌无力 – 眼肌型。

辨证： 中气亏虚。

治法： 温中补虚，健脾益气。

处方： 黄芪建中汤加减。

黄芪 15g	桂枝 10g	白芍 30g	大枣 20g
炙甘草 10g	炒麦芽 30g	砂仁 10g	升麻 6g
生姜 12g 自备			

3 剂，日 1 剂，水煎，分 2 次口服。

二诊（2017 年 4 月 25 日）：左眼睑较前有力，仍有视物重影，四肢乏力，余症同前，舌红，苔白厚，脉滑数。前方黄芪加至30g，继服5剂。

三诊（2017年5月2日）：服药后大便次数增多，质烂，左眼睑上抬较前有力，视物重影，四肢疲乏，舌略红苔白，脉滑数。前方加干姜10g，太子参15g，炒白术20g，合理中汤温补中阳之意。

患者一直门诊随诊，就诊至19次、服药至131剂时眼睑下垂、视物重影、四肢乏力等症状完全改善。期间嘱咐患者坚持艾灸眼周及关元、气海、中脘、三阴交、足三里等穴位。至2017年12月，患者左眼睑上抬完全，无视物重影。目前仍每月坚持复诊，均在上方基础上随症加减，以固护脾胃，防止疾病复发。

按：中医学认为眼睑属脾，脾主肌肉及四肢，而脾为后天之本，气血生化之源；再者，脾胃居中焦，为气机升降之枢纽，而脾气主升，若脾脏受损，气血乏源，无以充养肌肉，脾虚气陷无力升举，则可见眼睑下垂、四肢乏力等症。这又恰与本案发病机制暗合。余师参透此病机，本案当从脾论治。

《金匮要略·血痹虚劳病脉证并治》云："虚劳里急，诸不足，黄芪建中汤主之。"余师认为本案病机之中气亏虚恰与仲景之虚劳病机类同，故选用此方以达温中补虚、健脾益气升提之效。此外黄芪建中汤能补脾之阴阳进而能补一身之阴阳。从根本上解除病之根源，诸症可愈。《黄帝内经》提出了"治痿独取阳明"的治疗法则。余师根据此法则结合中医之艾灸，采用艾条的温热之性走行眼周、脾经、胃经及任脉，更助脾气之提升。

此案纯用中药汤剂配合艾灸治疗重症肌无力在短期内得到完全缓解，加之患者依从性好，故疗效显著。由此可见，对于重症肌无力的治疗可采用中药汤剂联合艾灸的治疗方法，以期待能达到更好的临床疗效，这值得我们更进一步探讨。

（整理：余妮；指导：余尚贞）

痿病案二

向某，男，22岁。门诊号：M2291619。2018年1月16日来诊。

主诉：眼睑下垂伴复视5月余。

现病史：患者5个月前出现眼睑下垂，伴复视，无肢体乏力、颈软、吞咽困难等，在某大医院诊断为"重症肌无力（眼肌型）"，伴有胸腺增生，行胸腺切除术后无改善，又服用溴吡斯的明每日两次，服药后有恶心欲吐等不适，自行停服，经熟人介绍来余师门诊寻求中医治疗。刻症见：眼睑下垂，右眼睑为甚，视物重影，晨轻暮重，劳累时加重，无肢体乏力等其他特殊不适，口干口苦，纳寐可，二便调，舌红，苔薄白，脉弦数。

中医诊断：痿病。

西医诊断：重症肌无力（眼肌型）。

辨证：太阴脾虚，少阳郁热。

治法：健脾升阳，和解少阳。

处方：黄芪建中汤加味。

黄芩 15g	柴胡 10g	炒白术 20g	太子参 15g
升麻 6g	砂仁 10g	炒麦芽 30g	黄芪 30g
桂枝 10g	白芍 30g	大枣 20g	炙甘草 10g
生姜 10g_{自备}	干姜 5g		

6 剂，日 1 剂，水煎，分 2 次口服。

患者坚持复诊，均以上方为基础适作加减，每周 6 服中药，眼睑下垂及复视逐渐减轻。

复诊（2018 年 7 月 31 日）：患者已无眼睑下垂半年，劳累时间有出现复视，口干，无口苦，多汗，眼睛干涩，时有干咳，纳眠可，二便调，舌红苔薄白干，脉数。上方去柴胡、黄芩，加麦冬 30g，姜半夏 10g。此后患者继续坚持来诊，每周 5 剂中药，到 2018 年 12 月 4 日就诊时，患者诉眼部症状全部消失，守方继续服药调治，每周减至 2 剂中药。

按：经言："治痿独取阳明。""阖折则气无所止息而痿疾起矣，故痿疾者取之阳明。"太阴与阳明关联密切，包括足太阴脾经和足阳明胃经，及其所属脾胃二脏。脾胃居中焦，同主肌肉，为后天之本，气血生化之源，主气机之升降。太阴为开，阳明为阖，脾气主升，胃气主降。太阴脾虚，气血无以化生，太阴不开，脾气不升，阳气无以升举，阴精无以敷布，肌肉失养则痿软无力，可表现为眼肌无力，而致眼睑下垂及视歧。然人体阴阳气化运转处于动态平衡中，《黄帝内经》将此描述为三阴三阳的"开阖枢"，故太阴脾虚失开，可致阳明不降失阖，也可影响少阳之枢机。如本案患者，初诊以眼肌无力为主症，晨轻暮重，劳累时加重，乃太阴脾虚之象，此为基本病机。但患者又见口干口苦，舌红，脉弦数，为少阳郁热之象。故余师遣方在以黄芪建中汤及补中益气汤健脾升阳以开太阴的基础上，加柴胡、黄芩，合方中太子参、生姜、甘草取小柴胡汤之意和解少阳。服药1年余，患者眼睑下垂症状消失，但仍有轻度复视，无口苦，但口干，多汗，眼干涩，时有干咳，舌红，脉数。余师考虑太阴病机不变，但年份由丁酉之年进入戊戌之年，岁运从少木变为太火，火灼金（津）伤，结合"天人"之象，余师随之去柴胡、黄芩，加麦冬、姜半夏养阴润燥，以此灵活变换，诸药相合，故而取效。目前对于重症肌无力西医的治疗效果未尽人意，而中医通过辨证论治，坚持1~2年或更长的时间，却能获得痊愈。余师门诊不乏这样的患者，包括全身型重症肌无力患者。

（整理：练景灏；指导：余尚贞）

胃痛案

杨某，男，50岁。门诊号：50028310。2016年2月4日初诊。

主诉：反复胃脘部不适1年，加重伴隐痛1月。

现病史：患者1年前出现胃脘部不适感，返酸嗳气，于外院门诊行胃镜检查结果为慢性胃炎，予西药抑酸护胃治疗后症状缓解不明显，仍时有胀闷不适，饭后甚。1月前因工作繁忙致饮食不定时后出现胃脘部不适加重并伴隐痛，予抑酸护胃西药口服后无明显缓解，遂求诊于中医。刻症见：胃脘部隐痛不适，时有反酸及嗳气，饭后胀闷不适甚，喜按，按之隐痛不适稍减轻，肢体倦怠，劳累后加重，纳差，眠一般，小便调，大便稀，舌淡红，苔白腻，脉弦细。

中医诊断：胃痛。

西医诊断：慢性胃炎。

辨证：脾胃气虚，痰浊中阻。

治法：益气健脾，行气燥湿化痰。

处方：黄芪建中汤合香砂六君子汤加减。

太子参 15g	焦白术 15g	芍药 30g	茯苓 15g
砂仁 10g	桂枝 15g	陈皮 10g	姜半夏 10g
黄芪 15g	炙黄芪 15g	炒麦芽 30g	大枣 20g
白及 10g	炙甘草 10g	生姜 10g	

7剂，日1剂，水煎，分2次口服。

嘱其调节饮食，改善起居。

二诊（2016年2月23日）：胃脘部胀痛不适明显好转，无反酸及嗳气等不适，胃纳好。舌脉同前，效不更方，继进前方7剂，随访患者症状好转。

按：《景岳全书》言："人惟饮食不节，起居不时，损伤脾胃，胃损不能纳，脾损不能化，脾胃俱损，纳化皆难，无气斯弱，百邪易侵。"患者胃脘隐痛不适，责其根本，与劳作过度、熬夜伤身等不良生活习惯相关，嘱其调节饮食，改善起居。胃脘隐痛，按后得舒，此属虚证。脾胃运化失职，则纳差；气血水谷生化乏源，则精神疲倦，肢体倦怠。脾虚津液代谢失常，则水聚成湿，故见大便稀、白腻苔。至此，我们可知本病的病机是脾胃气虚，湿浊中阻，故选用黄芪建中汤合香砂六君子汤加减治疗。

黄芪建中汤是仲景根据《内经》"形不足中温之以气""劳者温之"的治疗原则而制定的，故在《金匮要略》治"虚劳"。这里所谓的"虚劳"是由于脾胃虚弱，化源不充所引起的阴阳两虚证，其临床表现为面色萎黄不泽，精神困倦，四肢无力，纳差，口淡乏味，或腹中痛，喜按喜温，或见虚热，口干咽燥，舌质淡，脉弦细或濡细。黄芪建中汤立方的宗旨，就是"急者缓之必以甘，不足者补之必以温，充虚塞空，则黄芪尤有专长也"。香砂六君子汤出自古今《古今名医方论》卷一，有益气健脾、行气化痰之功效，现代多用于治疗脾胃气虚之胃炎。柯琴曰："壮者气行则愈，怯者着而为病，盖人在气交之中，因气而生，而生气总以胃气为本，若脾胃一有不和，则气便着滞，或痞闷哕呕，或生痰留饮，因而不思饮食，肌肉消瘦，诸证蜂起而形消气息矣。"两方合用，共奏益气健脾、行气燥湿化痰之效。

目前大多数药房没有饴糖，余师常用炒麦芽和砂仁代替。本方生炙黄芪同用，生黄芪固表止汗，托疮生肌，利水消肿；蜜炙黄芪，长于补气生血，适于脾虚气短，气虚血弱，气虚便秘；余师常用生黄芪配白及治疗胃溃疡；增强托毒生肌之效。

（整理：黄任锋；指导：余尚贞）

二十、丹栀逍遥散

视瞻昏渺案

梁某，男，42 岁。门诊号：36012380。2017 年 6 月 16 日初诊。

主诉：自觉视力减退 3 月。

现病史：患者 3 月前无明显诱因自觉视力逐渐减退，视近物模糊不清，伴头重脚轻，烦躁易怒，口苦口干。刻症见：纳眠可，舌尖偏红，苔厚腻稍黄，脉沉细。

个人史：从事焊接工作 9 年，每天工作约 9 小时，既往有酗酒史，已戒。

中医诊断：视瞻昏渺。

辨证：肝郁脾虚，三焦气郁，痰热内生。

治法：疏肝理脾，清热化痰，理气舒郁。

处方：丹栀逍遥散合温胆汤加减。

姜半夏 15g	枳实 15g	陈皮 10g	姜竹茹 15g
当归 10g	炒白芍 20g	柴胡 12g	茯神 30g
白术 20g	薄荷 10g	生姜 15g	炙甘草 10g
牡丹皮 15g	炒栀子 10g		

5 剂，日 1 剂，水煎，分 2 次口服。

二诊（2017 年 6 月 22 日）：诉服药后症状明显改善，视力恢复，无视力模糊，头重脚轻感改善显著，心情明显改善，稍口干口苦，意欲饮水，纳眠可，舌尖偏红，苔稍厚，脉沉细。守前方，以巩固疗效，医嘱同前。

按：本病属于中医学"视瞻昏渺"范畴，出自《证治准绳·七窍门》。其病机为情志不遂，肝气郁结，失其条达，三焦气郁，津气失调，气郁化热，液聚成痰，且木不疏土，脾失健运，气血生化乏源，虚实夹杂。实乃气滞血郁，壅遏目窍，虚乃肝血虚未能上注目窍。患者现年42岁，且长期从事焊接职业，每天用眼过度，久视伤血。肝血亏损，且心情郁结，肝失条达，气滞血郁，壅遏目窍，故视物模糊，烦躁易怒；木旺乘土，脾失健运，脾乃生痰之源，痰湿内生，蒙蔽清阳，清阳不升，故头重脚轻；少阳三焦气郁，气郁化热，液聚成痰，故口苦口干，舌尖偏红，苔厚腻稍黄。方用丹栀逍遥散合温胆汤加减以疏肝理脾，清热化痰，理气舒郁。

余师之所以以肝郁脾虚作为主要切入点，原因包括：①肝主筋，开窍于目。《灵枢·五阅五使》言："目者，肝之官也。"《灵枢·经脉》言："肝足厥阴之脉……上入颃颡，连目系。"说明肝与眼睛在经络上联系密切，功能上相互影响。②肝在志为怒，肝气不舒，少阳枢机不利则烦躁易怒，则口苦、舌尖偏红。③五行相克理论认为木克土，肝气易横逆犯脾，脾失健运则痰浊内生，蒙蔽清阳故头重脚轻。治疗视瞻昏渺，古人在治疗上强调补虚培本，认为主要因为血少、元虚、精亏等所致，以补益之法为主。余尚贞教授认为，结合兼并症，该患者应以疏肝理脾，清化少阳痰热为主，使肝气得舒，少阳痰热得化，脾气得旺血自生。因此临床中必须四诊合参，探究特殊证候，师古而不泥古。

（整理：张家明；指导：余尚贞）

血崩案

黄某，女，45 岁。门诊号：M1864417。2015 年 5 月 28 日初诊。

主诉：经血暴下不止 1 天。

现病史：昨日月经来潮，今日经血暴下，于当地诊所肌注止血针后未见明显好转，经熟人介绍来诊。现症见：表情抑郁，无精打采，善太息，经色稍红，质稍稠，胸胁不适，纳眠差，小便调，大便烂。舌红，苔薄白，边有齿印，脉弦细数。追问病史得知，患者昨晚与家人吵架。

中医诊断：血崩。

西医诊断：异常子宫出血。

辨证：肝不藏血，脾不统血。

治法：开郁平肝，补气摄血。

处方：逍遥散加减。

西洋参 5g	人参 5g	黄芪 20g	阿胶 20g 烊服
白芍 25g	柴胡 8g	茯神 30g	白术 15g
薄荷 10g	炙甘草 10g	炒栀子 10g	

2 剂，日 1 剂，水煎，分 2 次口服。

医嘱：调节情绪，忌酒及辛辣生冷食物。

服中药 1 剂后患者诉当晚即已止血，嘱服完第 2 剂后患者精神好转，无再出血。嘱调节情绪，不适随诊。

按：余尚贞教授认为本案是肝郁化火，脾不统血引起的血崩。病人走进诊室后，老师通过"察颜观色"追问病史，抓住患者吵架后出现血崩、表情抑郁、善太息、胸胁不适、纳眠差、大便烂等表现，予逍遥散加减治疗。患者吵架情绪受刺激后，暴怒伤肝，肝气横逆脾土，脾失统摄，故出现血崩。崩漏为妇科血症，肝藏血，与冲脉血海相关。肝气喜条达而恶抑郁，以愉悦舒畅为顺，忧恚郁怒为逆。肝气条达，则血海宁静，经脉流畅，则月事按时而下。若精神刺激，肝气郁结，肝郁化火，脾虚木乘，损伤脾气，统摄无权，冲任不固而致血崩。《傅青主女科·郁结血崩第十》云："夫肝主藏血，气结而血亦结，何以反至崩漏？盖肝之性急，气结则其急更甚，更急则血不能藏，故崩不免也。"故治疗抓住吵架后出现血崩，予开郁平肝为主。予逍遥散去当归之燥，加栀子以清郁热，再加西洋参、生晒参片、黄芪、阿胶益气健脾摄血。故1剂而血止。

（整理：黄任锋；指导：余尚贞）

产后郁病案

麦某，女，41岁。门诊号：M2587870。2017年11月11日初诊。

主诉：产后睡眠困难5月。

现病史：患者5月前产后出现入睡困难，甚则彻夜不眠，服用安眠药可有短暂浅睡眠，故来诊。刻症见：焦虑不安，易烦躁，头痛，以颠顶为主，项背强几几，无恶风，易汗出，动则尤甚，时心慌心悸、气紧，家人代诉其甚时每晚独自在屋里来回走动，或在小区电梯里从1层至15层来回上下（家人恐其发疯或跳楼自杀），纳差，二便尚可，舌红，边有齿痕，苔黄厚，脉滑大无力。

中医诊断：郁病。

西医诊断：非器质性睡眠障碍。

中医辨证：肝郁脾虚兼化热。

治法：疏肝健脾除烦解郁。

处方：丹栀逍遥散加减。

煅牡蛎25g_{先煎}	当归10g	白芍18g	牡丹皮12g
煅龙骨25g_{先煎}	茯神40g	白术15g	薄荷10g_{后下}
炙甘草10g	炒酸枣仁15g	炒栀子6g	柴胡15g
生姜12g_{自备}			

3剂，日1剂，水煎，分2次温服。

二诊（2017年11月14日）：患者诉睡眠改善，停服安眠药可深度睡眠3~4小时，头痛较前减轻，汗出减少，心情较前愉悦，自觉身体较前轻松，时心慌心悸，纳差，二便可，舌淡红，苔厚腻，脉滑细。守前方10剂。

三诊（2017年11月28日）：患者诉睡眠明显改善，可入睡，身心放松，少许汗出，偶有心慌心悸，食纳好转，二便尚可，舌红，苔黄，脉滑细。继前方5剂巩固疗效。

按：本案虽以失眠为主诉，但患者病发于产后。可知产后烦劳，且产后多虚，是导致本病之病因。平人肝不受邪，故卧则魂归于肝，神静而得寐。今患者产后烦劳，气机不畅，导致肝郁。肝有邪，魂不得归，扰乱心神，故夜不能寐。阳不入阴，夜间烦躁不安，来回走动。肝气郁滞，肝血亏虚，气血运行不畅，络脉空虚不畅而致头痛。厥阴肝经上达头顶，故头痛以颠顶为甚。而头痛又影响睡眠，如此形成恶性循环。产后多虚，汗出当风，故兼见太阳中风经气不利。纳差缘肝郁克土之故，气血生化乏源，心神失养，故心慌心悸。另患者多汗，汗为心液，气随汗脱，致心阴阳两虚，又可致心慌心悸。舌红，苔黄厚，脉滑大无力均为肝郁化热之征象。余师予丹栀逍遥散疏肝健脾解郁，重用茯神养心安神，佐酸枣仁以养肝宁心，安神敛汗，龙骨、牡蛎助安神止汗之功，合诸药之力而效彰，睡眠、焦虑改善，胃纳好转，汗出、项背强几几等太阳中风经气不利、营卫不和诸症随之消失。

然患者虽有汗出、项背强几几等太阳表虚兼经气不利之症，余师却没有合用桂枝加葛根汤之类方，而太阳中风诸症自消呢？《伤寒论》20条云："太阳病，发汗，遂漏不止，其人恶风，小便难，四肢微急，难以屈伸者，桂枝加附子汤主之。"其病机为太阳病，汗出过多，阴阳两伤而表未解，张仲景并没有阴阳双补，而是用固阳以摄阴的思路截断疾病发展。本案同理，早期截断疾病发展，肝气得舒，脾气得旺，睡眠、焦虑、纳差好转，正气渐复，营卫自调，经气自利，汗止则心慌心悸随之而愈。同时，后世所说的"虚人伤寒建其中"在这里也得到了体现。临床证候表现虽多，当抓主要病机。这种切断疾病进程的思维正是从学习中医经典中领悟到的，体现出中医临床思维的重要性，而中医临床思维的培养，离不开中医经典的指导，故当"读经典，做临床"。

余师临床善用丹栀逍遥散加减治疗肝郁脾虚之不同疾病，如各种失眠、焦虑性抑郁症、精神分裂症、高血压、帕金森之抑郁、眩晕、头痛、中风后抑郁等。可见异病可同治，关键在于谨守病机，随证治之。

（整理：梁银；指导：余尚贞）

痤疮案

陈某，男，18 岁。门诊号：20180506。2017 年 8 月 31 日初诊。

主诉：面部背部痤疮增多 2 年余。

现病史：患者青春期时面部偶有痤疮，2 年前出国求学期间，面部痤疮增多，并蔓延到背部。后痤疮逐渐加重，出现皮肤糜烂，表面脓液溢出，痛痒，并有油腻性脱屑，伴有口苦，夜寐差。曾于当地诊所就诊，予外用药物治疗效果欠佳。2017 年 8 月放暑假回国后经人介绍找余师诊治。现舌淡，苔薄白，脉沉弦。

中医诊断：痤疮。

西医诊断：痤疮。

辨证：肝郁脾虚。

治法：疏肝健脾。

处方：丹栀逍遥散加味。

当归 10g	白芍 15g	柴胡 15g	茯神 30g
白术 15g	薄荷 10g_{后下}	炙甘草 6g	牡丹皮 15g
炒栀子 5g	生姜 6 片	砂仁 10g	炒麦芽 30g
山药 20g	黄芪 15g		

5 剂，日 1 剂，水煎服。

二诊（2017 年 9 月 6 日）：服药 5 剂后患者夜寐好转，面部痤疮脓液减少，舌淡红，苔薄白，脉沉弦。继守原方 5 剂。

5 剂服完后患者回美国上学，按患者本人陈述在国外每周按原方服 2~3 剂中药，按余师叮嘱早睡，规律进食，坚持适当体育锻炼。

三诊（2017 年 12 月 19 日）：患者放寒假回国，面部除有少许痘印外，面色红润，背部无痤疮，自诉身体较前好，没之前那么容易受凉，纳眠好，二便调，家人要求余师再开中药调理。予原方（剂量稍做微调）5 剂巩固疗效。

按：西医学认为痤疮的病因一般与细菌感染如痤疮丙酸杆菌、内分泌障碍如雄性激素水平增高、代谢紊乱如脂肪分泌旺盛等有关，故西医治疗以抗感染为主，但效果欠佳，停药反弹。因现代中医受西医思维影响，治疗痤疮以蒲公英、金银花、大黄、石膏等大寒大凉药物清热解毒为主。余师认为中医除了辨证施治外还需要具体问题具体分析，治病讲求天时地利人和。该患者在国外求学，与家人分离并处于陌生环境，思乡忧愁加上学习压力容易造成患者肝气郁结。中外饮食文化不同，身居外国不像家里那样饭香汤足、三餐定时，本身肝气郁结就会木克土引起脾虚，加上进食无时，脾虚就更甚。《诸病源候论》有："夫内热外虚，为风湿所乘，则生疮。"提出了疮与湿、热有关，故痤疮可从祛湿清热之法入手，但对于这样一位远程病人难以及时调整药物，非理想之法，故以调理肝脾为主，并结合饮食规律，适当锻炼，以长远方案来治疗。亚健康的治疗不能急于求成，常以肝脾调理为主，肝脾调好，一切也会好起来，所以病人诉坚持调理后身体较前好，没之前那么容易受凉。也就是《金匮要略》所说："四季脾旺不受邪。"

（整理：任醒华；指导：余尚贞）

不寐案

曾某，男，78 岁。门诊号：001220。2017 年 11 月 28 日初诊。

主诉：反复入睡困难 2 年余。

现病史：患者 2 年前无明显诱因出现入睡困难，多梦易醒，入睡后周身汗出，时伴有心慌心悸，曾于外院治疗，未见好转。其保姆诉其平素做事认真，爱钻牛角尖。刻症见：形体偏胖，表情焦虑，头顶胀痛，后枕麻木疼痛，时有心慌心悸，舌红，苔黄腻，脉弦滑。

既往史：糖尿病病史多年。

中医诊断：不寐。

西医诊断：非器质性失眠。

辨证：肝郁化火，热扰心神。

处方：丹栀逍遥散加味。

山茱萸 30g	葛根 45g	黄芩 15g	姜黄连 10g
炒酸枣仁 15g	当归 10g	炒白芍 20g	柴胡 15g
茯神 40g	麸炒白术 15g	薄荷 10g	炙甘草 10g
牡丹皮 12g	炒栀子 10g	生姜 10g自备	

5剂，水煎，日1剂，分2次温服。

二诊（2017年12月2日）：患者述睡眠明显好转，头顶及后枕部不适症状减轻，无心慌心悸，胃纳较前增多，二便调，舌红，苔黄腻，脉弦滑。效不更方，继续守用前方5剂。

按："肝体阴用阳"，肝为藏血之脏，主疏泄，喜条达而恶抑郁。缘患者素食肥甘厚味之品，七情郁结，肝失条达，木不疏土，脾失健运，化生痰浊，郁而化火，故见其舌红，苔黄腻，脉弦滑。余师予丹栀逍遥散清热疏肝解郁，重用茯神安神，佐酸枣仁养肝宁心，安神敛汗，山茱萸养肝阴，患者肝郁化火生热，给予黄连、黄芩清中上二焦之热，同时与栀子合用加强清热除烦，清心安神，葛根生津解肌舒筋，使太阳经气条达，诸药合用诸症消失而奏效。整个处方加味体现了《金匮要略》言："夫肝之病，补用酸，助用焦苦，益用甘味之药调之。酸入肝，焦苦入心，甘入脾……"

中医治病讲究治病求本。余师临床善用丹栀逍遥散加减治疗肝郁脾虚之不同疾病，有失眠、焦虑性抑郁、精神分裂症、高血压、头痛、产后抑郁等，其临床效果均佳。究其原因主要是谨守病机，善用五行生克制化原理，随证治之。

（整理：高芳瑜；指导：余尚贞）

癫狂案

梁某，男，25 岁。门诊号：M2393381。2017 年 7 月 25 日来诊。

主诉： 言行紊乱 10 年，加重伴幻听、易激惹半年余。

现病史： 患者 10 余年前始出现言行紊乱，好动，任性，易发脾气，近半年余出现幻听，内容均为他人加害于患者，易激惹，有暴力倾向。于 2017 年 2 月 4 日至 2017 年 5 月 5 日入住某精神病院，诊断为"精神分裂症"，给予氯氮平分散片（100mg，每晚 1 次）、坦度螺酮胶囊（10mg，每日 3 次）、五氟利多片（20mg，每日 2 次）、氨磺必利片（0.2g，每日 2 次）四联抗精神病。出院后坚持口服上述西药控制病情，疗效欠佳。今慕名来求诊。现症见：无幻听时好动，表情淡漠，幻听出现时心烦，多动而易怒，狂躁刚暴，毁物打骂，夜寐差，胃纳可，二便调。舌淡红，苔薄白，脉沉。

个人史： 患者自幼形体肥胖。

中医诊断： 癫狂病。

西医诊断： 精神分裂症。

辨证： 肝郁化火。

治法： 清热疏肝解郁，重镇安神。

处方： 丹栀逍遥散加味。

炒酸枣仁 20g	牡蛎 30g 先煎	当归 10g	白芍 18g
龙骨 30g 先煎	柴胡 15g	茯神 30g	炒白术 20g

薄荷 10g_{后下}　　炙甘草 10g　　牡丹皮 15g　　炒栀子 9g
生姜 6 片

6 剂，水煎服，日 1 剂。

二诊（2017 年 8 月 1 日）：患者诉幻听出现时心烦减轻，暴力倾向仍未见改善，效果虽然不明显，但考虑肝郁非短期能缓解，故继守原方 10 剂。

三诊（2017 年 8 月 15 日）：患者症状有明显好转，幻听、暴力倾向减少，自行减少精神病药，夜尿每晚 2 次，脉沉细。原方加淫羊藿 15g，盐菟丝子 15g 共 10 剂。

门诊随诊，至今共服中药 5 月。以上方为底方，偶有舌红等热象明显时加黄芩 15g 加强清热。目前西药方面只偶尔服半片安眠药。家属诉幻听，暴力倾向发作已大大减少，沟通能力比之前强，体形较前轻健。

按： 癫狂病名出自《内经》，该书对于癫狂病的症状、病因病机及治疗均有较详细的记载。《灵枢·癫狂》又有"得之忧饥""得之大恐""得之有所大喜"等记载，明确指出情志因素可以导致癫狂的发生。清代叶天士《临证指南医案》有"狂由大惊大恐，病在肝胆胃经，三阳并而上升，故火炽则痰涌，心窍为之闭塞"。患者幻听发作时心烦、暴怒、毁物打骂，病位在肝，为肝郁化火。肝气喜条达而恶抑郁。患者自幼形体胖大并偏浮肿，为痰湿体质。肝郁化火，火炽盛则痰上涌致心窍闭塞而成狂病。故治疗重点在清热疏肝解郁，方用丹栀逍遥散。

本案例单纯用丹栀逍遥散效果可能达不到现在的效果，故余师加用了炒酸枣仁、牡蛎、龙骨。酸枣仁味酸，性平，主治心腹寒热，邪结气，四肢酸疼湿痹，久服安五脏，轻身。龙骨药性味甘，性平，主治小儿、大人惊痫、癫疾狂走、心下结气，久服轻身，通神明，延年。牡蛎味咸，性平，主治伤寒寒热、温疟洒洒、惊恚怒气。余师在丹栀逍遥散基础上加用炒酸枣仁增强酸甘化阴、补肝阴敛阳的功效；加用牡蛎、龙骨重镇安神，兼以淫羊藿、盐菟丝子益肾，滋水涵木兼补先天肾气不足，共奏清热疏肝解郁、重镇安神、健脾益肾、调补先后天之本之效。肝气条达，脾气旺盛，水湿运化正常，痰湿得去，水湿不再停留体内则形体轻健。

（整理：任醒华；指导：余尚贞）

眼睑下垂案

石某，女，39 岁。门诊号：M1275236。2015 年 1 月 20 日初诊。

主诉： 发作性双眼睑下垂 3 月。

现病史： 患者 3 个月前无明显诱因出现发作性双眼睑下垂。每次发作时自觉双上眼睑无法上提，每次持续时间不等，发作期间如常人，发作时间不定，与疲劳、饮酒、感染等无关，非晨轻暮重，无进行性加重，无伴复视、斜视、视力下降，无肢体乏力，无易疲劳，无发热、体重下降、心慌，无眼眶疼痛、眼球疼痛、头痛等。曾在外院住院治疗，诊断为"双眼睑下垂查因"，行疲劳试验、新斯的明试验、肌电图频电刺激均示阴性，抗乙酰胆碱受体抗体（ACHR-Ab）正常。曾予

溴吡斯的明（60mg，每日 3 次，7 天）、甲强龙（10mg，每日
1 次，7 天），未见好转。后寻得中医予以补中益气汤加减，亦
未见好转。刻症见：忧虑貌，双眼裂大小正常，喜叹息，时觉
烦躁、易怒，胃纳尚可，二便尚调，夜寐可。舌淡，苔薄白，
脉沉弦略数。

体格检查：神经系统查体未见异常。

中医诊断：睑废。

辨证：肝气郁结，脾气不升。

治法：疏肝解郁，益气升阳。

处方：丹栀逍遥散加黄芪建中汤加减。

当归 10g	白芍 15g	柴胡 10g	茯神 25g
白术 15g	薄荷 10g	甘草 6g	牡丹皮 15g
栀子 5g	黄芪 15g	桂枝 15g	大枣 20g

4 剂，水煎服，每日 2 次。

吃完上述 4 剂中药后患者再次复诊，诉双眼睑下垂发作较
前减少、减轻，予原方 7 剂后基本痊愈。

按：眼睑属肉轮，脾主肉，所以眼睑下垂与脾有关。脾
主升清，脾升则健，脾气之升可以维持内脏位置之恒定而不下
垂。若单为脾气不升，则可予补中益气汤升阳举陷即可，然患
者既往服用此方效果欠佳。仔细查看患者，常忧虑，烦躁易
怒，诊脉有"弦"之征，是为肝气不舒。肝气不舒，则木郁克
土。脾的升发与肝的疏泄有密切联系。正如《读医随笔》说：
"肝者，贯阴阳，统血气，居贞元之间，握升降之枢者也……
肝者，升降发始之根也。"且《类证治裁》指出"凡上升之气，
自肝而出"。故以丹栀逍遥散合黄芪建中汤共奏疏肝解郁、益

二十、丹栀逍遥散

177

气升阳之效。

（整理：郭芙；指导：余尚贞）

久咳、痤疮案

何某，男，25 岁。门诊号：M2699069。2018 年 3 月 20 日初诊。

主诉： 反复咳嗽半年余。

现病史： 反复咳嗽半年余，伴咽痒，无恶寒发热，无气紧咳痰，无胸闷胸痛，纳眠可，二便调。舌淡红，苔薄黄，脉弦。

2013 年往曾行骨髓移植术，术后服用抗排斥药等各种西药后出现形体肥胖，腹部出现痤疮，面部痤疮尤为明显，身体多处皮肤脱屑。平素晚上 12 点后才入睡，甚至凌晨 1~2 点后入睡。

中医诊断： 咳嗽。

西医诊断： 慢性支气管炎。

辨证： 土虚木亢，肺脾气虚。

治法： 清肝平木，培土生金，宣肺止咳。

处方： 丹栀逍遥散加减。

太子参 15g	紫菀 15g	荆芥穗 15g 后下	桔梗 15g
当归 10g	白芍 20g	柴胡 12g	茯神 30g
炒白术 15g	薄荷 10g	炙甘草 10g	牡丹皮 12g
炒栀子 6g	生姜 10g		

5剂，日1剂，水煎服。

二诊（2018年4月3日）：咳嗽好转，夜间咳嗽较多，无咽痒，无气紧咳痰，面部痤疮较前减少，身体多处皮肤脱屑明显减少，纳眠可，二便调，舌淡红，苔微黄，脉弦。守前方，续服10剂。

门诊随诊，再续服10剂后，无咳嗽、咽痒等症状，余无不适，原方基础上去紫菀、荆芥穗、桔梗。2018年5月8日来诊，面部痤疮明显减少，皮肤未见脱屑，余未见不适。

按：咳嗽是临床最常见症状之一，咳嗽本质在于肺失宣降，肺气上逆。《素问·咳论》提出"五脏六腑皆令人咳，非独肺也"的观点，阐述病变主脏在肺，但与其他脏腑关系密切。因此，咳嗽治疗应着眼于整体以调节肺脏气机。

患者虽有咳嗽、咽痒，未见其他表证，腹部、面部痤疮部位为足太阴脾经及足阳明胃经所过部位。余师认为患者咳嗽乃土虚木亢，木火刑金，肺失宣降，致气逆作咳。同时，久咳伤肺，药毒伤脾，晚睡伤阳，肺脾两虚，水湿运化失常，故形体肥胖。病机重点在于土虚木亢，肺脾气虚。据证用方，故选丹栀逍遥散清肝平木，加太子参加强丹栀逍遥散之健脾作用以培土生金，配合紫菀、荆芥穗、桔梗宣肺止咳，敛疮生肌，也体现肺合皮毛之机，故治疗后诸症消失。这也是"循其经脉，参与病机"的中医思维。

（整理：张家明；指导：余尚贞）

呕吐案

冯某，女性，66岁。门诊号：1676493。2018年7月17日来诊。

主诉：反复恶心呕吐半年余。

现病史：患者近半年余反复恶心，呕吐清涎，伴有嗳气，腹部隐痛，饥不欲食，神疲乏力，偶有头晕心慌，夜寐差，大便尚可。曾多次到我院门诊就诊，行电子肠镜检查提示慢性结肠炎，中医诊断为脾胃气虚或脾肾阳虚，给予六君子汤、附子理中汤等治疗，效果欠佳。今慕名前来求诊。患者平素手足厥冷。舌暗红，苔白，脉细。

中医诊断：呕吐。

西医诊断：呕吐查因。

辨证：肝寒犯胃，少阳郁热太阴脾虚。

治法：暖肝温胃降浊，疏肝理脾。

处方：吴茱萸汤加丹栀逍遥散加味。

党参15g	大枣20g	生姜30g	当归10g
白芍15g	柴胡12g	茯神30g	白术15g
薄荷10g_{后下}	炙甘草10g	牡丹皮12g	炒酸枣仁25g
炒栀子6g	吴茱萸9g_{热水冲洗7次后与其余药一起煎}		

5剂，水煎服，日1剂。

二诊（2018年7月24日）：服药5剂后患者恶心呕吐缓解，偶有嗳气，纳眠好转，精神好转。继守原方6剂。

按：吴茱萸汤在阳明病篇、少阴病篇和厥阴病篇均有出现，总结其治疗范围为"阳明寒呕""少阴下利""厥阴头痛"。《伤寒论》第378条："干呕，吐涎沫，头痛者，吴茱萸汤主之。"通过"抓主证，参与病机"的经方运用思路，给予吴茱萸汤。同时患者手足厥冷，为阳郁不达四末之象，结合夜寐差、嗳气、食欲不振为少阳郁热，太阴脾虚之象，给予丹栀逍遥散解郁热，理脾气。只要辨证准确，选方得当，半年的呕吐可在一周内治愈，该病案使我们认识到中医学习和临床诊疗中回归经典的重要性。

（整理：任醒华；指导：余尚贞）

郁病案

房某，男，49岁。门诊号：1960194。2017年12月5日初诊。

主诉：精神行为异常20余年。

现病史：患者20余年前因家庭原因始出现精神行为异常，曾多次于精神病院住院，诊断为"精神分裂症"，长期服用精神类药物，但症状反复，病情严重时需用绳索捆绑，药量逐渐增加，现服用6种抗精神类药物。现欲寻求中医治疗来诊。刻症见：表情淡漠，面色萎黄，低头少语，口臭，嗳腐吞酸，纳差，夜寐不佳，需服用安眠药助眠，大便尚可，舌淡红，苔薄白，脉沉细。

既往史：有慢性萎缩性胃炎及胃出血病史。

中医诊断：郁病。

西医诊断：精神分裂症。

辨证：肝郁脾虚。

治法：疏肝健脾解郁。

处方：丹栀逍遥散加减。

当归 10g	炒白芍 30g	柴胡 15g	茯苓 50g
炒白术 20g	薄荷 10g	炙甘草 10g	牡丹皮 15g
炒栀子 6g	太子参 20g	砂仁 10g	炒麦芽 30g
炒酸枣仁 20g	白及 10g	黄芪 15g	生姜 6 片_{自备}

5 剂，日 1 剂，水煎，分 2 次温服（早、午餐后服）。

截至 2018 年 2 月 6 日，患者共就诊 6 次，均守前方。是日就诊家人代诉患者常有遗尿，纳眠改善，无嗳腐吞酸，无口臭，大便可，舌淡红，苔薄白，脉沉细。前方去太子参、砂仁、炒麦芽、炒酸枣仁、白及、黄芪，加桂枝 10g，山茱萸 20g，菟丝子 15g，10 剂，嘱患者早上、中午服药（下午 3 点前服完）。

坚持服药近半年共 135 剂中药（丹栀逍遥散加减），患者精神症状明显好转，遗尿症状消失，已自行停用一半西药。其母亲诉在家心情较前开朗，不再低头默默不语，能主动与他人交流及关心家人。

按：结合患者发病原因、初诊时的症状及舌脉象，辨为肝郁脾虚证，治以疏肝健脾解郁。同时，患者嗳腐吞酸、纳差、大便溏等脾虚之象明显，加太子参、砂仁、麦芽、白及加强健脾之功，加酸枣仁养心安神。至 2018 年 2 月 6 日，患者脾虚症状改善，出现遗尿症状，此乃阳虚膀胱气化不利之故，故去部分健脾之药，加桂枝、山茱萸、菟丝子温阳化气利水。嘱患者下午 3 点前服完药，一方面是顺应阳气的升发规律，《素问·生气通天论》言："故阳气者，一日而主外，平旦人气生，日中而阳气隆，日西而阳气已虚，气门乃闭……"另一方面，若患者晚上服药，待药物发挥温阳利水作用之时，正是睡眠之时，避免因服药增加夜尿次数从而影响睡眠。患者病情好转一则因为辨证施治准确，二则是患者依从性好，可以按医嘱长期服药，《素问·五脏别论》云："凡治病必察其上下，适其脉候，观其志意与其病能。拘于鬼神者，不可与言至德。恶于针石者，不可与言至巧。病不许治者，病必不治，治之无功矣。"说明医患间的信任与配合也起着重要作用。

（整理：梁银；指导：余尚贞）

失眠脱发案

卢某，男，24 岁。门诊号：M2799382。2018 年 7 月 20 日初诊。

主诉：反复入睡困难伴脱发半年。

现病史：患者因工作经常作息白天与晚上颠倒，近半年来出现入睡困难，伴脱发。曾因脱发在就诊于多家医院皮肤科门诊，服用非那雄安等西药未见缓解，故来诊。刻症见：精神稍倦，入睡困难，脱发，口干口苦，纳可，二便调，舌红，苔薄白，脉弦滑数。

中医诊断：不寐。

西医诊断：非器质性失眠症。

辨证： 肝肾亏虚，少阳郁热。

治法： 养血健脾，疏肝清热，补养肝肾，育阴潜阳。

处方： 丹栀逍遥散加味。

牡蛎 30g _{先煎}	茯神 30g	熟地黄 30g	炒白术 15g
山茱萸 20g	薄荷 10g _{后下}	当归 10g	炙甘草 10g
炒白芍 15g	牡丹皮 12g	柴胡 12g	炒栀子 6g
生姜 10g			

5 剂，水煎，每日 1 剂，分 2 次温服。

二诊（2018 年 7 月 31 日）：睡眠改善，较前易入睡，脱发减少，胃纳一般，大便稍烂，小便调，舌红，苔黄腻，脉弦滑。继守前方 10 剂。

三诊（2018 年 8 月 23 日）：睡眠好转，纳可，但出现腹痛腹泻，水样便，日行 3 次，小便调，舌红，苔微黄，脉弦滑。继守前方加黄酒 100mL 同煎。

四诊（2018 年 9 月 27 日）：患者入睡基本正常，脱发明显减少，二便调，胃纳可，舌淡红，苔白，脉弦滑。

按： 中医讲求"天人合一"。人的睡眠节律应与天地相应，《灵枢·邪客》云："天有昼夜，人有卧起。"天明之时，自然界阳气升发，人体阳气也随之出于阴而寤，日落之后，人之阳气则逐渐入阴而寐，此古人所谓"日出而作，日落而息"的正常作息。本案患者作息常昼夜颠倒，阴阳失调，使阳气不能完全入于阴，从而导致神不守舍，心神不安，进而不寐，久之阴阳互损，累及肝肾，故患者虽正值"男子三八，肾气平均"的壮年，而见脱发。又因发乃血之余，是肝肾之精血所化，乃知患者阴阳互损偏于阴不足。又见口干口苦，舌红，脉弦滑数等少阳郁热之象，故余师综合考虑，方选丹栀逍遥散加减。逍遥散疏解少阳郁热，重用熟地黄及山茱萸，配合茯神、牡丹皮，取六味地黄丸补养肝肾之意。再佐以牡蛎育阴潜阳，重镇安神。诸药合用诸症消失而奏效。中医治病强调整体，抓住反映病机的征象，所谓"有者求之，无者求之"，谨守病机，随证治之。

（整理：练景灏；指导：余尚贞）

耳鸣案

李某，男，43 岁。门诊号：LXJ121。2017 年 12 月 29 日初诊。

主诉：耳鸣 1 年余。

病史：患者 1 年多前出现双侧耳鸣，以左侧为甚，伴头晕，左耳听力减退。曾于外院就诊，诊断为"梅尼埃病"，经治疗仍反复发作。刻症见：纳可，夜寐不佳，入睡困难，易烦躁，手足冷，大便烂不成形，小便调，舌红，苔薄白，脉沉细尚有力。

中医诊断：耳鸣。

西医诊断：梅尼埃病。

辨证：肝郁脾虚少阳相火上扰。

治法：疏肝健脾，和解少阳，降相火。

处方：丹栀逍遥散加味。

姜半夏 10g　　茯苓 50g　　黄芩 15g　　炒白术 20g

柏子仁 15g　　薄荷 10g_{后下}　　炒酸枣仁 20g　炙甘草 10g

白芍 15g　　牡丹皮 15g　　柴胡 12g　　炒栀子 8g

生姜 10g

5 剂，水煎，分 2 次服，日 1 剂。

患者初诊服药 5 剂后耳鸣及头晕症状明显缓解，睡眠改善，后未复诊，一直服用原方至 2018 年 1 月后停药，耳鸣及头晕症状基本缓解。

二诊（2018 年 12 月 20 日）：近日由于天气变化，左耳耳鸣加重，伴堵塞感，舌红脉沉。继续予前方。

按：耳为宗脉之所聚，耳窍与多个脏腑联系密切，耳鸣的病机大抵虚实两端，虚者精气血不足，耳窍失养，实者风火痰饮等实邪上扰，或虚实兼有。《素问·六元正纪大论》云："木郁之发，太虚埃昏，云物以扰，大风乃至……故民病……甚则耳鸣眩转，目不识人。"《素问·脏气法时论》云："肝病者，两胁下痛引少腹，令人善怒……耳无所闻……气逆，则头痛耳聋不聪颊肿。"肝胆之气不得疏泄，相火内郁，上逆冲犯两耳可致耳鸣耳聋。本案患者除主症外，又见入睡困难，易烦躁，舌红苔薄白，而足少阳胆经从耳后入耳中，出走耳前，至目锐眦后，循其经脉，参与病机，可知少阳相火循经上扰。虽有手足冷、脉沉细，疑是阳虚之象，易被误导而从肾虚论治，但脉尚有力，不畏寒。余师认为实乃情志不舒，肝郁气机不利，阳气不达四末的"四逆"征象，恰患者又有木旺克土、大便不成形的表现，可知病位在肝胆脾，证属肝郁脾虚少阳相火上扰。治用丹栀逍遥散为底方以疏解肝郁，扶助脾土；加味半夏、黄芩联合方中柴胡等取小柴胡汤之意，引药入少阳，加强和解少阳、降相火之功；加用炒酸枣仁、柏子仁酸甘化阴，入肝阴敛阳，宁心安神。方证对应，效如桴鼓。

（整理：练景灏；指导：余尚贞）

颤病、痹病案

李某，女，55岁。门诊号：M3021786。2018年11月27日初诊。

主诉：头不自主震颤1年余。

现病史：1年前开始出现头不自主震颤，情绪激动或紧张时加重，未系统诊治，症状无明显变化，遂来余师门诊求医。刻症见：头不自主震颤，易激动或者紧张，偶感肢体麻木，无肢体震颤、强直，无运动迟缓，无头晕头痛，稍有口干口苦，入睡差，二便调，舌淡胖有齿痕，苔薄白，脉沉。

中医诊断：颤病。

西医诊断：特发性震颤？

辨证：肝郁化火，土虚木亢。

治法：疏肝清热解郁，健脾益气。

处方：丹栀逍遥散加味。

麦冬 40g	炒酸枣仁 15g	当归 10g	白芍 15g
柴胡 12g	茯神 30g	白术 15g	薄荷 10g
牡丹皮 15g	炒栀子 10g	甘草 6g	生姜 12g

5剂，日1剂，水煎，分2次温服。

二诊（2019年1月4日）：患者头不自主震颤基本缓解，

双膝关节疼痛，颈肩部有疲乏感，右上肢麻木，纳寐可，大便烂，小便调，舌淡，有齿痕，苔薄白，脉沉。患者震颤症状缓解，出现颈肩疲乏及双膝关节痛，脉象沉。前方加山茱萸15g，改茯神为茯苓50g，白术、白芍改炒用。

三诊（2019 年 4 月 2 日）：患者因头不自主震颤的症状缓解，3 个月未继续复诊，但双膝关节痛及颈肩部疲乏感无明显缓解，仍然反复，遂于今日复诊。刻症见：已无头不自主震颤，双膝关节痛，颈肩部疲乏不适，眼重身乏，无腰痛、肢体麻木无力等，纳寐可，二便调，舌淡胖有齿痕，苔薄白，脉沉。

中医诊断：痹证。

西医诊断：双膝关节疼痛（骨性关节炎？）。

辨证：脾虚湿困。

治法：健脾利湿，行气止痛。

处方：六己年白术厚朴汤。

白术 15g	厚朴 10g	姜半夏 10g	肉桂 5g焗服
广藿香 10g	青皮 10g	炮姜 15g	炙甘草 15g

5 剂，日 1 剂，水煎，分 2 次温服。

四诊（2019 年 5 月 14 日）：服药 1 月余，患者双膝关节疼痛明显缓解，颈肩部不适减轻，仍感眼重身乏，纳寐可，二便调，舌淡苔薄白，脉沉。加太子参 20g，继续服药半月。

五诊（2019 年 7 月 2 日）：此前 1 月，因余师门诊改在夜间，患者未来复诊。诉停药 1 个月后双膝关节疼痛复发，身体困重，纳寐可，二便调，舌淡苔薄白，脉沉。继予前方。

六诊（2019 年 7 月 9 日）：双膝关节疼痛基本消失，守上方6剂。

七诊（2019年7月16日）：双膝关节无疼痛，余无不适，守上方6剂。

按：①颤病。"诸风掉眩，皆属于肝"，因肝藏血，其充在筋，为将军之官，主升主动，体阴而用阳，性喜条达而恶抑郁。该患者平素易激动或紧张，肝气易郁，日久郁热内蕴，可使肝阴内耗，肝体失养，血不荣筋而发为此病。口干口苦，入睡困难，即肝胆郁热之象。今患者舌体胖大，边有齿痕，脉沉，大便时溏，显为脾虚失运。余师细思病因乃是肝气久郁乘脾，脾不得运使然，所谓"见肝之病，知肝传脾，当先实脾"。治疗必佐以健脾益气，待脾气健运，阴血得后天培补，方能荣润诸筋，故施以疏肝养血、解郁清热、健脾益气的代表方剂丹栀逍遥散，加味酸枣仁养肝宁心。再者2018年为火运之年，岁火太过，肺金受邪，加麦冬养肺之阴，养阴益肺而平木，诸药相合，故而取效。②痹病。2019年为己亥之年，岁运少土，上半年岁气厥阴风木司天。岁土不足，云趋雨府，湿化乃行，雨湿较盛。患者舌淡胖有齿痕，素体脾虚，湿从中生，内外湿相合，注于肌腠经络，滞留于关节筋骨，阳气不得布达，气血痹阻而关节痛；清阳不升，湿邪困遏，则见身体困重。另外，厥阴风木司天，天刑之年，气克运，加之患者平素易激动，肝气失疏，故治当健脾除湿，复以疏肝行气，抑木扶土，方选运气方六己年白术厚朴汤原方。缪问谓："土虚则木必乘之，是补太阴尤必兼泻厥阴也。"余师此前先续用丹栀逍遥散加味山茱萸，虽此方亦能健脾疏肝，为柴胡类方，组方寒温并用，还可解郁清热，但燥湿温中补土之力不强，再者患者已无口干口苦、入睡困难等肝郁化火之象，显然不再适用。而白术厚朴汤辛甘苦温，组方温燥，药少力专，燥湿温中补土，平胃理气，正合天人之象，故可取效。六己年白术厚朴汤温中补土治疗泄泻脾虚不嗜食、体重腹痛等好理解，怎能治疗痹证？因"脾主四肢，脾主肌肉"，这正是中医异病同治之妙用。

（整理：练景灏；指导：余尚贞）

尿血、白疕案

莫某，女，34岁。门诊号：M2178422。2019年6月27日初诊。

主诉：发现血尿伴关节痛、皮肤脱屑1年余，再发1天。

现病史：患者诉2018年4月产后查尿常规提示血尿（具体检查结果未见），伴有关节痛，以肩关节、膝关节、踝关节为主，活动时明显，呈牵拉样，腰背部、左肩部、左手肘部、左耳后多处皮肤出现红斑、脱屑，夜尿增多，医生建议定期复查，患者一直未予重视，最近曾在某医院肾内科诊治，要求肾穿刺活检确诊及服用激素治疗，患者拒绝。遂求医于余师，经诊治1年多，其关节痛消失，头面及后背皮屑基本消失，夜尿减少。1天前患者再发皮肤脱屑，故来诊。刻症见：双上肢散在新发皮屑，伴瘙痒，色暗，无关节痛，间有烦躁，夜尿1~2次，纳寐可，大便时烂，舌淡暗，苔薄白，脉沉细。

辅助检查：今日复查尿常规示尿红细胞（ERY）2+，尿蛋白（PRO）（-），红细胞（RBC）镜检 3~5。

中医诊断：尿血，白疕。

西医诊断：血尿查因，银屑病。

辨证：土虚木郁，脾不统血。

岁运：己亥年，岁运少土，厥阴风木司天，少阳相火在泉，三之气，主气少阳相火，客气厥阴风木。

节气：夏至。

治法：健脾疏肝，补虚摄血。

处方：逍遥散和黄芪建中汤加减。

仙鹤草 30g	当归 10g	白芍 30g	柴胡 12g
茯苓 60g	白术 20g	薄荷 10g后下	砂仁 15g
炒麦芽 30g	黄芪 15g	桂枝 8g	大枣 20g
炙甘草 10g	生姜 10g		

6 剂，日 1 剂，分 2 次温服。

二诊（2019 年 7 月 4 日）：皮屑瘙痒减轻，无新发，晨起口苦，胃纳佳，夜寐一般，梦多，夜尿 2~3 次，大便烂，舌淡暗，苔白润，脉沉细。复查尿常规示 ERY2+，PRO（-），RBC 镜检 1~3。患者上症有所好转，予前方加淫羊藿 15g，续用 6 剂。

后两周于肾病科门诊就诊，未来复诊及服用中药，完善相关检查如下。CRP10.68；自身抗体示 ANA：0.89,SSA：弱阳性；ASO、RF、免疫五项（-）；肾功能正常；尿异型 RBC95%；尿常规：尿红细胞（ERY）2+，PRO（-）。

三诊（2019 年 7 月 18 日）：近一周双手臂有新发皮屑，瘙痒减轻，无夜尿，二便调，舌淡暗，苔薄白，脉沉细。予前方去淫羊藿加大蓟 15g，续用 6 剂。

四诊（2019 年 7 月 26 日）：皮屑消退，无新发，纳寐可，二便调，舌淡暗苔薄白，脉沉。尿常规：ERY1+，PRO（-），RBC 镜检 1~3。守前方 12 剂。

五诊（2019 年 8 月 13 日）：皮屑消退，入睡困难，口干，胃纳可，二便调，舌淡红苔薄白，脉沉。尿常规示 ERY1+，PRO（-），RBC 镜检 2~3。予前方加百合 50g，续用 7 剂。

六诊（2019 年 9 月 27 日）：背部皮疹脱屑，余皮疹消退，纳寐可，二便调，舌淡红苔薄白，脉沉。门诊复查尿常规：ERY1+，PRO（-），RBC 镜检 1~2。患者诉服药 1 年来体质较去年改善，感冒频率明显降低。继续守方治疗。

按：患者产后脾肾阳虚，寒湿阻络，经 1 年的治疗后关节痛消失，夜尿减少，肾虚、寒湿的情况得到改善。但本次复诊见有皮疹新发，大便时烂，舌淡暗苔薄白，脉沉细，为脾土亏虚之象。再观时下运气，"岁运少土，厥阴风木司天，少阳相火在泉，三之气，主气少阳相火，客气厥阴风木"，土运不及，风火相煽，虽患者未有明显肝郁或郁热的表现，但结合运气及五行生克制化原理，当考虑木气对土运的影响。另外，如清代陆子贤所言："疹为太阴风热。"邪热内窜营分，达于肌肤血络，发为疹。本次患者皮屑新发与此相仿，但非风热，乃木火刑金（肺合皮毛）。患者血尿，本次就诊之前并未告知，但并不影响余师辨证。余师认为，无论是血尿还是蛋白尿，都为人体精微物质不固，从尿中漏出。主要责于脾虚失统或肾虚不守，致精微物质下流于肾，故而镜下血尿可以看作本病的微观辨证依据，恰是切合患者脾土亏虚、脾不统血的病机。综上，本案患者证属土虚木郁，脾不统血，治以健运脾土为要，兼予疏肝清热。选方以逍遥散合黄芪建中汤，加味仙鹤草取其补虚、止血之功，以增药力，以此为基础随证加减。夜尿较多时，加淫羊藿以助肾气；血尿不减时，加大蓟凉血止血。八月立秋之后，恐秋燥伤肺而使皮屑再发，加百合养阴润肺。如此诸药相配，灵活变换，则土气充旺，木气能疏，木火可平，金气得降，最终使患者整体的症状得到改善。

（整理：练景灏；指导：余尚贞）

梅核气案

李某，男，55 岁。2019 年 8 月 4 日初诊。

主诉： 咽部异物感数天。

现病史： 患者近日因工作事扰，心中郁闷，胸中憋气，咽喉如有物堵，咽之不下，吐之不出。患者自诉平素饮食稍不慎，易食后腹痛腹泻。刻症见：胃纳一般，夜寐欠安，二便尚调，舌质偏红，苔白腻。

中医诊断： 梅核气。

西医诊断： 咽异感症。

辨证： 肝郁气滞，痰气互结。

治法： 疏肝健脾，解郁散结降逆。

处方： 半夏厚朴汤合丹栀逍遥散加减。

牡丹皮 10g	炒山栀子 5g	当归 12g	茯苓 50g
柴胡 10g	炒白术 15g	厚朴 10g	生姜 20g

炙甘草 10g　　姜半夏 15g　　紫苏叶 15g　　炒白芍 15g

薄荷 8g 后下

4剂，日1剂，水煎，分2次温服。

2剂后自诉症状消失九成，后再服2剂至今随诊无复发。

按： 梅核气大多因情志不畅而致。因伤于情志，肝失疏泄，气机郁滞，肝木横逆犯脾，脾胃之气升降失常，导致胸脘满闷，脾虚蕴积生痰，痰气互结于咽喉，则出现咽中如有物阻，即称为梅核气。梅核气的基本病机在于气机失调，可见梅核气与气机关系密切。

黄元御《四圣心源》曰："咽喉者，阴阳升降之路也。"气含阴阳，而分清浊之别，清气在上，浊气在下。脾主升而化清阳，胃主降而化浊阴，"升降阴阳之权，全在乎土也"。而脾胃为气机升降的枢纽，所谓气机升降有常，则全身脏腑生理功能正常。浊阴由咽而下达，清阳自喉而上腾，若气之阴阳升降失常，邪气可结于咽喉，导致梅核气。

此案余师抓住"心中郁闷，胸中憋气，咽喉如有物堵，咽之不下，吐之不出"之主证，参以起病诱因、平素身体情况，选用半夏厚朴汤合丹栀逍遥散加减，这正是"抓主证，参以病机"的经方临证思路。半夏厚朴汤方出自《金匮要略·妇人杂病脉证并治》："妇人咽中如有炙脔，半夏厚朴汤主之……《千金》作胸满，心下坚，咽中帖帖如有炙肉，吐之不出，吞之不下。"患者情志不舒，导致肝气郁结。肝疏泄失常，则会导致肺失于宣降，胃失于和降。肝疏泄失常，气机郁滞，亦会导致津液的凝聚，津凝为痰，痰气互结，随着肺胃之气上逆，逆于咽喉。故选用半夏厚朴汤合丹栀逍遥散加减以疏肝健脾，解郁散结降逆，使郁气宣通，气舒痰去，病自愈也。

眼睑下垂案

李某，女，7 岁。门诊号：M3386139。2019 年 8 月 13 日初诊。

主诉：左侧眼睑下垂 1 年余，加重 1 周。

现病史：患儿 1 年前无明显原因出现左侧眼睑下垂，抬举无力，于外院治疗，诊断为眼肌型重症肌无力，服西药治疗，症状稍好转。1 周前接种水痘预防针后，家属发现其左侧眼睑下垂明显，睑裂变窄，抬举无力，无伴四肢乏力、复视、吞咽困难等，慕名至余师门诊寻求中医治疗。刻诊：精神可，左侧眼睑下垂，睑裂变窄，上睑遮盖黑睛约 1/3，抬举无力，近 1 周无感冒不适，平素汗多，烦躁易怒，纳眠可，大便干，舌尖红，苔薄黄，脉弦细。

辅助检查：外院胸部 CT（2018-08-02）示未见明显异常。

中医诊断：痿病。

西医诊断：重症肌无力眼肌型。

辨证：土虚木亢。

治法：疏肝解郁，健脾益气。

处方：丹栀逍遥散合四君子汤加减。

炒栀子 3g	牡丹皮 5g	柴胡 4g	白芍 10g
白术 10g	茯苓 10g	当归 3g	炙甘草 6g

薄荷 3g　　　　太子参 8g　　　黄芪 10g　　　生姜 10g _{自备}

6 剂，日 1 剂，水煎，分 2 次温服。

二诊（2019 年 8 月 20 日）：患者左侧眼睑下垂同前，仍抬举无力，烦躁稍减轻，纳眠可，大便稍烂，舌尖红，苔薄黄，脉弦细。前方参芪加量至 15g，加厚朴、藿香各 5g，继服 6 剂。

上法治疗月余，患儿症状逐渐好转，睑裂较前稍增大，上胞遮盖黑睛约 1/4，无特殊不适。

三诊（2019 年 9 月 24 日）：患儿左侧眼睑未见下垂，如常人，烦躁减轻，纳眠可，大便时烂，舌红，苔薄黄，脉细数。效不更方，继守前方以巩固疗效。

四诊（2019 年 10 月 22 日）：患儿近 1 月来，左侧眼睑无下垂，无复视，纳眠可，性情较前明显改善，大便正常。前方茯苓、白术加量至 20g，处方如下。

炒栀子 3g　　　牡丹皮 5g　　　柴胡 4g　　　　白芍 10g

白术 20g　　　　茯苓 20g　　　当归 3g　　　　炙甘草 6g

薄荷 3g　　　　太子参 10g　　黄芪 15g　　　厚朴 5g

藿香 5g

12 剂，日 1 剂，水煎，分 2 次温服。

嘱秉上方，嘱其一周减少 2 剂中药。患者家属大喜，诉其在中药治疗期间未曾服用西药，对余师的感激之情溢于言表。

按：《素问·痿论》指出"治痿独取阳明"的基本方法，但所谓"独取阳明"，乃强调阳明其重要，并非只取阳明。观《素问·痿论》，其五脏病皆令人痿之论述，自可明白。本案余师抓住患者"烦躁易怒""舌边尖红苔薄黄""脉弦细"等特点，并结合今年为己亥年，"岁土不及，风乃大行"致使"土虚风木亢"，遂予丹栀逍遥散合四君子汤以泻厥阴补太阴。逍遥散治重症肌无力较为少闻，余师用之有效何也？因为中医的精髓在于辨证论治。在中医看来，人体本无病，有的只是阴阳五行的盛衰与太过不及，也就是无问其病，以平为期。只要用药准确、选方精当，定可效如桴鼓，即仲景"观其脉证，知犯何逆，随证治之"。

（整理：林东桥；指导：余尚贞）

厥阴头痛案

张某，女，70岁。门诊号：M3523772。2019年9月17日初诊。

主诉：反复颠顶紧箍感15年余。

现病史：患者15年前无明显诱因出现颠顶部紧箍感，时轻时重，持续时间不等，每遇情绪不遂症状加重，甚则难入寐。曾于外院行颅脑CT、MRI等检查结果均未见明显异常，一直诊断为"神经性头痛"，予改善循环、营养神经等对症治疗后，病情未见明显好转。刻症见：精神倦，颠顶紧箍感，伴口苦咽干，四肢汗多，偶有腰痛，急躁易怒，喜太息，胃纳可，夜寐差，二便尚调，舌红，苔少，脉弦滑。

中医诊断：厥阴头痛。

西医诊断：紧张性头痛。

辨证：土虚木亢。

治法：疏肝解郁，健脾清热除烦。

处方：丹栀逍遥散加减。

炒栀子 6g	牡丹皮 12g	炒白术 20g	薄荷 10g后下
茯苓 40g	柴胡 12g	白芍 12g	当归 12g
山茱萸 20g	酸枣仁 20g	龙骨 30g	牡蛎 30g

7剂，日1剂，水煎，分2次温服。

二诊（2019年9月25日）：患者精神一般，诉颠顶紧箍感较前稍缓解，发作频率减少，烦躁稍减轻，汗出减少，夜寐较前稍好转，仍口苦咽干，胃纳可，二便尚调，舌红，苔少，脉弦滑。效不更方，续用前方7剂。

三诊（2019年10月16日）：患者自诉服药后，症状较前明显改善，精神渐佳，纳眠一般，二便调，舌淡，苔少，脉弦滑。前方加麦冬35g。

上法治疗余月，患者诉颠顶紧箍感未见发作，未见其他明显不适，精神好转，纳眠可，二便调。为巩固疗效，续用前方治疗2周。

按：本案紧箍感发作部位以颠顶为主，此乃厥阴肝经所过之处，诊为厥阴头痛。急躁易怒，喜太息为肝气郁结之症。肝郁化火，上逆于咽喉，则口苦咽干、舌红苔少。故余师选用丹栀逍遥散加减，取其疏肝解郁、清热除烦之意。方中用大剂量茯苓，既取其健脾补中之用，又取其宁心安神之效，以达培土载木之功。

《素问·至真要大论》谓："阳明厥阴不从标本，从乎中也。"而《金匮要略》谓："见肝之病，知肝传脾，当先实脾。"故欲治肝者，当使脾升胃降。叶天士《本草经注》云："龙骨气平，禀天秋收之金气，入手太阴肺经，味甘无毒，得地中正之土味，入足太阴脾经，龙为东方之神，鳞虫之长，神灵之骨，入足厥阴肝经，气味降多于升，阴也。"加龙骨可有清金平木、清肝补土之功。《本草经注》云："牡蛎气平微寒，禀天秋冬金水之气，入手太阴肺经、足太阳寒水膀胱经；味咸无毒，得地北方之水味，入足少阴肾经。气味俱降，阴也。"加牡蛎可有滋水涵木之功。全方疏肝解郁，清金平木，滋水涵木补土，降逆除烦。

（整理：林东桥；指导：余尚贞）

转氨酶升高案

王某，女，35 岁。门诊号：M3761628。2020 年 4 月 28 日初诊。

主诉：发现转氨酶异常升高半年余。

现病史：患者半年前（2019 年 11 月左右）献血时体检发现转氨酶升高（具体不详），否认熬夜、饮酒、服用药物等，稍觉担忧，但未重视及就诊。后渐发觉易疲倦，常觉心烦意乱，自觉体重增加明显，遂于 2020 年 4 月 11 日外院就诊，查肝功示丙氨酸氨基转移酶 100IU/L（正常范围 5~40IU/L），门冬氨酸氨基转移酶 60IU/L（正常范围 5~40IU/L），丙型肝炎病毒抗体及乙肝五项均阴性，予对症治疗，上症未见好转，故来诊。刻症见：患者神清，精神倦，面色暗黄，倦怠，心烦乱，自觉体重增加明显，饮食清淡，不喜油腻，胃纳尚可，二便调，夜寐可。

舌淡红，舌体稍大，舌边有齿痕，苔薄白，脉沉细。

既往史：患者否认其他病史。

中医诊断：虚劳。

西医诊断：肝功能异常查因。

辨证：土虚木亢。

治法：培土抑木。

处方：丹栀逍遥散加减。

当归 12g	白芍 18g	北柴胡 10g	茯苓 50g
白术 15g	薄荷 10g_{后下}	炙甘草 10g	牡丹皮 10g
炒栀子 6g	太子参 20g	黄芪 15g	

12 剂，日 1 剂，水煎服。

二诊（2020 年 5 月 26 日）：患者诉上症均缓解，并于2020 年 5 月 16 日复查肝功示丙氨酸氨基转移酶 21IU/L（正常范围 5~40IU/L），门冬氨酸氨基转移酶 26IU/L（正常范围 5~40IU/L）。遂守上方巩固疗效。

按：《素问·四气调神大论》中说："圣人不治已病治未病，不治已乱治未乱。"中医既可"未病先防"，又可"已病防变"。该患者虽主诉症状轻微，但我们望之精神倦怠、面色暗黄，舌淡红，舌体稍大，舌边有齿痕，苔薄白；切之脉沉细；问之知其病史如上文；闻诊无特殊。转氨酶升高之西医学检查结果亦可为我们中医所用，让我们直观地了解脏腑病变，可作为望诊的延伸。结合四诊资料，我们辨病为虚劳，辨证为土虚木亢（亦即脾虚肝亢），治以丹栀逍遥散加减。

患者转氨酶升高，我们易知其肝有病。《金匮要略》云："夫治未病者，见肝之病，知肝传脾，当先实脾，四季脾王不受邪，即勿补之。中工不晓其传，见肝之病，不解实脾，惟治肝也。"肝之病，易传脾，且患者舌淡红，舌体稍大，舌边有齿痕，苔薄白，亦为脾虚之证候。吾师予丹栀逍遥散加太子参、黄芪，疏肝解郁，扶土抑木，疗效颇佳。"善治者治皮毛"，患者身体出现微小变化时，表现为轻微的不适，轻度的功能损害，有时真正的病因不易找到，也很难确诊。但中医往往无需确诊何病，只要辨证准确，就能把疾病扼杀在萌芽阶段。

（整理：郭芙；指导：余尚贞）

二十一、查房实录

肠梗阻案

入院情况

余某(住院号:140585)，男，85岁。2012年6月21日入院。

主诉：反应迟钝、记忆力下降、行走缓慢5年。

现病史：患者5年前中风后出现反应迟钝，行走困难，表情呆板，记忆力下降，生活自理能力下降，外出后迷路。曾在我科以"血管性痴呆"多次住院，予改善脑代谢、康复治疗等治疗后好转出院。出院后症状反复，以"血管性痴呆"收住入院。入院症见神清，神情呆滞，表情淡漠，神思不聚，多忘善误，言辞贫乏，持筹握算差，偶有头晕昏沉，耳聋，颧红盗汗，腰膝酸软，步履蹒跚，举动不灵，生活自理能力下降，偶有咳嗽，咳痰，痰稀白，无气促，无发热，大便秘结，数天一解，排便乏力。舌体偏瘦，质暗红，有瘀点瘀斑，苔薄白，脉细弦。

既往史：有高血压病、中风、窦性心动过缓、肠郁张病史。

中医诊断：痴呆病——肝肾阴虚，痰瘀阻络。

西医诊断：血管性痴呆，高血压病2级（很高危组），脑梗死后遗症，窦性心动过缓。

治疗：中医以补益肝肾、化痰通络为法治疗；西医予改善脑循环、降压、升高心率、氧疗、增加胃肠动力等治疗。

病程记录

入院后患者持续大便秘结，难解，考虑老年性便秘，主管医师予促胃肠动力、促排便处理。6月30日患者出现腹胀，中药改予大承气汤通腑降浊（大黄20g，枳实20g，芒硝15g，厚朴20g），水煎，分次口服，观察大便情况。腹胀稍减，但大便未解，逐渐出现腹痛，气促等不适。完善腹部平片考虑肠梗阻，请外科建议完善腹部CT、肠镜检查，禁食，灌肠，胃肠减压；予能量支持、护胃及对症处理。

7月2日17：20经予胃肠减压、灌肠、中药守方治疗后腹胀好转，但大便仍未解，腹痛。复查腹平片示原"肠梗阻"（图15），与前片（2012-07-01）对比，肠管扩张及气液平面大致相仿，其中中腹部见重度肠管扩张似呈咖啡豆样，考虑绞窄性肠梗塞（肠扭转），建议进一步完善CT检查明确诊断。

腹部 CT 示考虑结肠不完全性肠梗阻（以积气为主，未见肿块病变，考虑肠道蠕动功能减退所致），少量腹水。再次请外科会诊考虑不完全性肠梗阻，建议必要时手术处理。

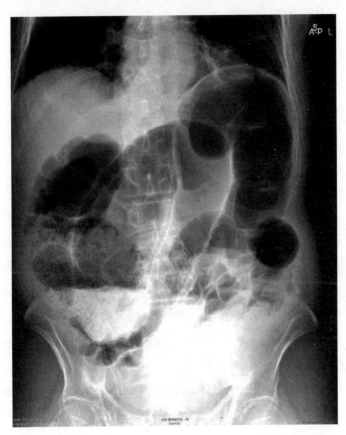

图 15　患者腹部平片

查房实录

7 月 3 日请余尚贞教授查房，当时患者神清，精神倦怠，腹胀如鼓，按之可及条状粪块，拒按，伴气促，咳嗽，咳痰，无发热、汗出。舌体偏瘦，质红，有瘀点瘀斑，苔黄厚，脉弦。

西医诊断：肠梗阻。

中医诊断：腹满。

辨证：阳明腑实证。

治法：宣通肺气，峻下热结。

处方：大承气汤加减。

大黄 20g	枳实 20g	芒硝 15g 溶服	厚朴 20g
白芍 30g	苦杏仁 12g		

1 剂，水煎后少量频服。

服药 3 小时后解大量粪便，色黑。

7 月 4 日再查患者精神好转，腹胀减，腹痛缓解，按之软，苔剥脱，脉弦。复查腹平片示肠梗阻，治疗后复查，与前片（2012-07-02）对比，肠管扩张较前明显减轻，气液平面较前变小、减少，提示肠梗阻明显好转，余同前片。考虑患者平素脾胃虚弱，且不愿服中药，予理中丸研末外敷神阙，并艾灸温阳治疗。经治疗后，患者间断有棕黄色烂便，非水样，无白色黏糊状排泄物。

按：本案中患者素禀脾胃虚，脾胃运化失职，腑气不通，食积，日久化热，而成"腑实"之证。初见脘腹胀满，后见肠中燥粪，此时主管医师予大承气汤方通腑泄热，本应获效。但患者只是腹胀稍减，大便未解，并出现咳嗽、咯痰增多、气促症状。

余师认为，大承气汤证是《伤寒论》泻法中三承气汤证之一，以伤寒邪传阳明之腑，入里化热，与肠中燥屎相结而成之里热实证为主治重点。所谓"承气"，因六腑以通为用，胃气以降为顺。《灵枢·经脉》曰："肺手太阴之脉，起于中焦，下络大肠，还循胃口，上膈属肺。从肺系……"余师回顾病史，患者高龄久病，脏腑之气衰，肺气之宣发肃降功能差，现食积日久化热，腑气不通，则肺气上逆，则咳嗽气促加重，此为因虚致实的过程，当果断"急下"，为何"下之不通"。正如吴鞠通于《温病条辨》中指出："阳明温病，下之不通，其证有五：应下失下，正虚不能运药……新加黄龙汤主之。喘促不宁……肺气不降者，宣白承气汤主之……导赤承气汤主之……牛黄承气汤主之……增液承气汤主之。"这是对《伤寒论》下法的发展。余师考虑气促的出现应视为腑气不通，肺气上逆，肺气宣发肃降失常。故治以"开上通下"之法，原方基础上加用苦杏仁开宣肺气，白芍缓急止痛。实为师"宣白承气汤"之法，急下当药中病即止。患者腑气通后，诸症消，再以"健运中焦"原则善后。

余师认为，临证要理清思路，整理繁复症状，抓准病机。经方运用除要学会抓主证，抓病机等途径外，临床还需要灵活变通，达到梅国强国医大师所授之"但师其法，不泥其方"之境界。

（整理：梁敏莹；指导：余尚贞）

心衰案

入院情况

张某，男，84岁。住院号：229205。

主诉：左下肢无力、溃烂3月余。

现病史：患者3月前出现左下肢无力、溃烂，平素活动少，间有气促，活动后明显，间有双下肢浮肿。2017年6月30日13：50突发呼吸困难，喘息不止，面赤，烦躁不安，考虑急性心衰发作，予常规处理后即转入NICU进一步治疗，并急请省名中医余尚贞进一步诊治。刻症见药物镇静状态，面色㿠白，口唇青紫，呼吸机辅助通气，气促，喉中痰鸣，口角及呼吸机管道内可见粉红色泡沫痰，腹胀，皮肤湿冷，四肢厥冷，颜面及肢体浮肿，双下肢瘀黑，左足内踝部溃烂渗液，无尿，无大便1天，舌淡暗，苔白偏厚，脉微细欲绝。

既往史：有脑梗死、冠状动脉粥样硬化性心脏病（缺血性心肌病 快速型房颤 心功能Ⅳ级）、高血压病3级(极高危)、高血压性心脏病、双耳耳聋病史。

查房实录

余师详细查看患者后立即拟定中药处方，并详细交代煎煮方法，嘱急煎。具体处方用药下文有交代。下面再现查房过程。

余师：重症患者，特别是意识障碍的患者，我们肯定很难去询问该患者的主观感受，因此更考验我们的医学专业水平及工作的细心程度。我们不能光看心电监护仪上的数字，而要去仔细查看患者身体所呈现出的一些重要体征及其动态变化，去掌握患者的整体情况，推断问题的因果及转归，随时调整用药。同样，对于重症患者，中医更需要"观其脉证，知犯何逆，随证治之"。下面我来提问，首先，患者的生命体征怎么样？

医生：体温 38.8℃，心率 74 次 / 分（房颤率，持续胺碘酮静脉泵入），呼吸机辅助呼吸，血压 90/52mmHg（升压药维持）。

余师：你们的抢救很到位，但患者的矛盾没有完全解决。患者现在血压情况怎么样？

医生：100/80mmHg。

余师：你们觉得这样的血压可以不？

医生：可以。

余师：你们再仔细观察下患者。

医生：嘴角有粉红色泡沫样痰排出。

余师：对，呼吸机管道也一样。这说明心衰仍没缓解，脉压差小。而且我观察了尿袋 10 分钟，几乎无尿排出。把升压药下调再观察。（10 分钟后）现在血压怎么样？

医生：85~90/60~65mmHg。

余师：你们再看下嘴角，是不是再有粉红色泡沫痰排出？

医生：没有。

余师：是不是也就是说患者舒张压超过 80mmHg，心衰又出现，而这时的收缩压也只能到 98~100mmHg 之间。

医生：是的。

余师：好，维持现在的升压药用量。不出现粉红色泡沫痰，说明心衰有所改善。

余师：你们触摸一下患者的皮肤，什么感觉？

医生：湿冷，四肢厥冷至膝。

余师：头面及四肢还有什么特点？

医生：面色㿠白，口唇青紫，颜面及肢体浮肿，双下肢瘀黑，左足内踝部溃烂渗液。

余师：对。那患者的尿液情况怎么样？

医生：少，近10余分钟几乎无尿。

余师：无尿说明什么？

医生：肾灌注少了。

余师：肾灌注不足，那时间一长会怎样？

医生：导致肾组织缺血缺氧、肾损害，时间越长，肾损害越严重，甚至肾衰。

余师：刚才血压显示100/80mmHg的时候，尿已经很少，更不用说为了心脏，舒张压只能调到80mmHg以下，而这时的收缩压只达到90mmHg左右。休克时用血管活性药物的原理是什么？

医生：收缩皮肤、肾脏血管，使得血液重新分布，保证心脑灌注。

余师：就因为这样，外周组织（四肢及肾脏）都是处于低灌注状态，无疑为"拆东墙补西墙"。脑灌注能维持吗？你们看下患者双眼球结膜？

医生：双眼球结膜水肿。

余师：说明什么？

医生：脑灌注不足，继发脑水肿。

余师：我刚进来查看患者时大概为15：00，那时我特意关注患者球结膜尚无明显异常。现在时间为 16：30，前后 1 个半钟，患者出现了球结膜水肿。

医生：是的。

余师：停镇静药。维持血压在 85~90/60~65mmHg，心衰有改善，但脑、肾及外周仍低灌注，如何解决？

医生：使用保护脑细胞药物，同时控制脑水肿。目前患者血压过低，选用白蛋白。

余师：没有解决脑灌注不足这个根本问题。而且肾脏呢？持续无尿，目前也没有透析指征。难道等着他的只能是"透析"？

余师：目前这种矛盾如何解决？时间越长，各种损害的可逆性越差。

医生：急煎中药。

余师：我理解大家都是认为"中医是慢郎中"，让我们看看经方是否"效如桴鼓"；当然，中医也不是神，时间越长，阳气继续衰竭，胃气败绝才灌中药，效果就差。

四诊摘要

面色㿠白，口唇青紫，气促，喉中痰鸣，口角及呼吸机管道内可见粉红色泡沫痰，腹胀，皮肤湿冷，四肢厥冷至膝，颜面及肢体浮肿，双下肢瘀黑，左足内踝部溃烂渗液，无尿，无大便 1 天余，舌淡暗，苔白偏厚，脉微细欲绝。

辨证论治

中医诊断：心衰病——心肾阳衰，阴液内竭，兼血瘀、水泛。

西医诊断：急性心功能衰竭（以左心为主），心源性休克，

缺血缺氧性脑病?（脑灌注不足，继发脑水肿）

治法：破阴回阳，沟通上下，通达内外，活血利水。

处方①：人参四逆汤。

淡附片 30g　　干姜 30g　　炙甘草 30g

上方加水 600mL，武火急煎此方，并予高丽参 10g 打粉，与上方煎好去渣的药液同煎，随煎随灌，共 200mL，分次频服以急救回阳。喂完第一次药 100mL 约 15 分钟后可见血压上升，有尿出。半小时喂完后，血压波动于 100~105/60~65mmHg，脉压差恢复正常，患者气促渐减轻，渐排出 80mL 尿液，球结膜水肿消失。未见粉红色泡沫痰。此时下方已煎好，接着鼻饲。

余师：之所以先急煎灌服人参四逆汤，是因其药少力专，效法《伤寒论》干姜附子汤顿服之法，大辛大热，使阳复厥回，效如桴鼓。

处方②：李可老中医验方破格救心汤合桂枝茯苓丸加减。

淡附片 30g　　干姜 30g　　炙甘草 30g　　山茱萸 80g

龙骨 30g　　牡蛎 30g　　煅磁石 30g　　生姜 15g

枳实 30g　　白术 30g　　桂枝 20g　　茯苓 20g

赤芍 20g　　牡丹皮 20g　　桃仁 20g

上方取 2 剂同煎，加水 2500mL，煎取汁 500mL，并予高丽参 20g 打粉，同药汁共煎，煮沸后服用，视患者胃肠排空情况，每 1~1.5 小时温服 50~100mL。

服药 4.5 小时后患者血压 125/66mmHg，逐渐下调升压药用量，每小时尿量 60~80mL，7 小时后血压 153/71mmHg，予撤升压药。次日凌晨 4 点血压偏低且无中药维持时予低量升压药可维持。

次日患者面色稍白，口唇瘀紫，呼吸机辅助通气，喉中痰鸣，腹胀较前缓解，肢凉，颜面及肢体浮肿减轻，左足内踝部溃烂较前好转，渗液少，尿量每小时正常范围，2天未解大便。脉微细。心电监护示心率75次/分，血压135/75mmHg（少量升压药维持）。予上方②中加大黄15g，苦杏仁10g，同时另开一方为桂枝茯苓丸加白芍、龙骨、牡蛎、煅磁石、苦杏仁，方药如下。

桂枝 15g	茯苓 15g	赤芍 15g	牡丹皮 15g
桃仁 15g	苦杏仁 10g	龙骨 30g	煅磁石 30g
牡蛎 30g	炒白芍 15g		

上两方各加水1000mL，分别煎取汁250mL，每1~1.5小时视胃肠道排空情况温服50~100mL，交替鼻饲。下午患者神志转清，无烦躁，能配合治疗。

后每日根据证候变化，在上方基础上酌情加减。

患者面色渐红润，呼吸渐平顺，浮肿消退，四肢温暖，二便通，左足内踝部溃烂渐愈合，双下肢肤色渐正常，一周后脱机，10天后转普通病房。

按：本案首用人参四逆汤顿服，药少力专，急救回阳。李可老中医之破格救心汤脱胎于《伤寒论》四逆汤类方，即人参四逆汤合张锡纯来复汤，破格重用附子、山茱萸加麝香而成。心衰垂危，病人全身功能衰竭，五脏六腑表里三焦已被重重阴寒所困，生死存亡，系于一发之际，阳回则生，阳去则死。非破格重用附子纯阳之品，大辛大热之性，不能破阴回阳，挽救垂危之生命。甘草既能解附子剧毒，蜜制之后，又有扶正之功。方中山茱萸一味"养肝阴固脱"，用之可助附子固守已复之阳，挽五脏气血之脱失。张锡纯认为"凡人元气之脱，皆脱在肝"，因"人虚急者，其肝风必先动，肝风动，其元气欲脱之兆也"。对于脱症的治疗，张氏主张从肝论治，运用酸敛补肝之法，重用山茱萸滋阴敛阳，守住回复的阳气，此正是内经所云"阴在内，阳之守也"。而龙牡二药为固肾摄精、收敛元气要药，以保生命之火不灭。煅磁石沟通上下，维系阴阳。以达到"阴平阳秘，精神乃治"。这一组方之法，《伤寒论》中"白通加猪胆汁汤"已作示范。《素问·阴阳应象大论》云："阴胜则身寒……寒则厥，厥则腹满，死。"重症患者尤其要注意三焦气机情况。三焦总司全身气机，《灵枢·营卫生会篇》云："上焦如雾，中焦如沤，下焦如渎。"共司通畅元气、疏通水道、运行水谷之职。三焦气机通畅，则升降出入有条不紊。三焦气机紊乱，则体内气机紊乱。该患者气促、浮肿、腹胀、大便不通、小便少，提示三焦气机不畅，加用苦杏仁、大黄以达"开上通下，宣肺通腑"之功。余师认为重症患者出现腹满仍需巧妙使用通法，使阳明得降，太阴得升，而使得三焦气机通畅。余师认为，循环障碍类疾病所产生的证候病机与张仲景"血不利则为水"病机相符，故合用桂枝茯苓丸，则残阳得救，阴阳得调，瘀黑得化，水肿得消。在救治心衰的同时，阳气来复，瘀水得消，周围循环得以改善，则左足内踝部溃烂渐愈合，既在意料之外，又是情理之中（图16）。

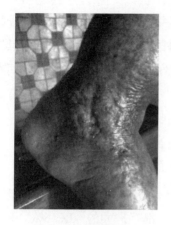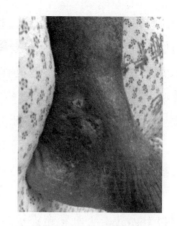

心衰，外周循环障碍，
肢体肿胀、糜烂

心衰纠正，外周循环正常，
浮肿消退，糜烂痊愈

图 16　治疗前后对比

（整理：郭芙；指导：余尚贞）

水肿案

入院情况

患者林某，男，61 岁。住院号：343482。2018 年 3 月 14 日入院。

主诉： 反复双下肢浮肿 3 年余，加重半年。

现病史： 患者 3 年前无明显诱因出现双下肢浮肿，于澳大利亚当地医院多次住院诊治，诊断为"慢性肾脏病，高血压病 3 级（极高危组），2 型糖尿病，高脂血症"。予护肾、控制血压血糖等对症治疗后症状好转出院，出院后一直坚持家庭治疗，规律服药，但症状反复。半年前双下肢水肿加重，伴呼吸困难，经家庭医生诊治后转专科医院治疗，后症状好转（具体不详）。入院症见双下肢浮肿伴疼痛，头晕，视物模糊，间有咳嗽，口干，乏力少气，气短，腰酸，纳眠可，小便伴有泡沫，大便正常。舌质淡，苔薄白，脉略沉滑，重按有力。

体格检查： 示形体偏胖，双肺呼吸音粗，未闻及啰音，心脏查体未见明显异常。双下肢对称凹陷性浮肿。

辅助检查： 肌酐 271umol/L，尿素氮 17.99mmol/L，BNP 1344.1pg/mL，心脏彩超提示全心都有扩大的，EF56%，胸部 CT 提示有炎症。

西医诊断： 慢性肾功能不全（CKD4 期），糖尿病肾病？2 型糖尿病，高血压病 3 级（极高危组）。

中医诊断： 水肿——脾肾阳虚水泛。

治法： 温阳利水，健脾利水，活血祛瘀利水。

处方： 真武汤合桂枝茯苓丸加减。

熟附子 10g	茯苓 30g	白芍 20g	白术 15g
桂枝 10g	赤芍 10g	桃仁 10g	牡丹皮 10g
芡实 20g	太子参 20g	山药 20g	生姜 15g

共 6 剂，日 1 剂，加 6 碗水，煮成一碗半，分早中餐后服药。

二诊： 服上方 6 剂后，病人排便较前多，大便烂，没有腹痛，体重减轻 3kg，下肢浮肿疼痛减轻，纳眠可，小便尚调，有少许泡沫；舌质较前红，苔薄白，脉沉滑，重按有力。复查肌酐降到 228umol/L，尿素氮 14.11mmol/L，24 小时尿蛋白定量是 6250mg/24h，双下肢浮肿疼痛较前改善，血压稍偏高，血糖控制可。予在前方基础上稍作改动，大便过稀就把白芍、白术改成炒的，减少桂枝附子用量，加大茯苓用量，加用金樱子、杜仲、淫羊藿以补肾。用药如下。

熟附子 5g	茯苓 40g	炒白芍 20g	麸炒白术 15g
桂枝 5g	赤芍 10g	桃仁 10g	牡丹皮 10g
芡实 20g	太子参 20g	山药 20g	生姜 15g
金樱子肉 15g	杜仲 10g	淫羊藿 10g	

查房实录

余师：患者主要是双下肢浮肿疼痛，乏力少气，小便少，偶有咳嗽，首先辨病为"水肿"，然后根据病人四诊摘要，辨证为脾肾阳虚水泛证，阳虚水泛在头部就表现为头晕，上泛到肺就咳嗽、气喘，上泛到心就表现为心悸。针对病机，我们就应温阳利水，用真武汤治疗。还有再看病人下肢肿痛、瘀斑，这是局部循环障碍，"不通则痛"是下肢疼痛的原因。另《伤寒论》说"血不利则为水"，我们临床看到有循环障碍的组织结构都有周围水肿的征象，所以局部循环障碍也是下肢肿胀的原因。治法就是活血祛瘀利水。在临床上我经常使用桂枝茯苓丸来治疗这类病症，比如前段时间我用桂枝茯苓丸合小青龙汤治疗了一个肺心病的患者。把患者肺气肿的征象看作是长期局部循环障碍所致，结合辨证（患者有典型的小青龙汤证），治疗效果很好。所以，回归到这个患者，我用真武汤合桂枝茯苓丸，在此基础上再加上一些太子参、山药、芡实等健脾的药，以达温阳利水、活血祛瘀利水、健脾利水之目的。为什么要加上这些健脾的药呢？五行中土是克水的，而且脾土化生万物，所以加上一些健脾的药可以达到培土制水的目的。另外芡实、山药除健脾外，还有补肾固精之效。患者不是有蛋白尿吗？为什么会出现蛋白尿？这是因为《素问·五脏别论》提到"五脏者，藏精气而不泄，故满而不能实。六腑者，传化物而不藏，故实而不能满"。现在肾不能藏精微，故"蛋白"精微漏出。肾病科很多肾功能不全患者，血钾浓度都是偏高的，而很多中药汤剂中都含有钾离子，那像这种肾病的患者是否不能服用中药汤剂呢？中医不同于西医，不只靠数据看病的，也不单纯靠一些检验结果看病的，它讲究的是辨证论治，根据患者的证候表现，舌脉象，探讨其病因病机。就像这个患者，予真武汤合桂枝茯苓丸加上健脾药，本身的作用就在于温阳利水、健脾利水、活血祛瘀利水，阳气足够了，就能化气行水，尿量增多也能将体内一些多余的物质排出，比如钾之类的排出来了，这就不存在蓄不蓄积的问题了。所以，实践是检验真理的唯一标准。

　　这个患者是以双下肢浮肿入院的，可以看到双下肢肿痛瘀黑。《金匮要略》提到"血不利则为水"，病人肢体的肿胀瘀黑跟局部循环障碍有关。西医学讲究有形的东西，糖尿病病人一般都有弥漫性的小血管病变，从而导致局部血液循环障碍。我们中医喜欢讲究因和果，有因就必有果，这里的"血"和"水"就互为因果，血液运行不利导致水停，水停又会导致血液运行障碍，因此形成恶性循环，故需活血利水。中医基础理论里有学过五色主病，"黑"为肾之主色，但正常时是不外露。现在看到下肢瘀黑肿痛，那是肾之色外露，同时黑色也主血瘀，故温阳利水，活血利水，用真武汤合桂枝茯苓丸。中医五行中还讲到"土克水"，脾土在人体的中焦，就像河堤大坝拦水一样，人体中焦这一大坝稳固了，下焦的水就不易上泛，故要同时培土制水。

患者服了 6 剂中药后体重减轻 3kg，这说明什么？还是要从"水"的出路说起。《素问·汤液醪醴论》云："平治于权衡，去宛陈莝……开鬼门，洁净府。""水邪"可以从人体的汗液、二便而出。对于这个患者的"水"，我就通过温阳利水、健脾利水、活血祛瘀利水的办法使它从二便而出。患者体内多余的水排出来了，感觉全身轻松多了，体重也下降了。

今天我们再看看患者的舌头比之前要红一些，我们可以把附子和桂枝的量减到 5g，根据患者的情况，需要较长时间服用，则用淫羊藿替代附子。患者小便还有泡沫，尿蛋白定量也高，说明仍然有蛋白漏出。西医是看数据，中医可以将这种情况看作是精微物质的漏出，前面也有说到"五脏者，藏精气而不泻也……"肾不固精，目前可进一步加强补肾固精，可加杜仲、金樱子。西医学研究证实了杜仲还有降压的作用。糖尿病患者往往从三阴论治，目前可加强健脾益肾（足太阴脾经、足少阴肾经）功效，增强脾肾之"藏精气"，使"蛋白、糖"等精微物质得以封藏。患者大便偏稀甚或水样便，但无腹痛，可以将白术、白芍改成炒用，我这里还加大茯苓用量至 40g，意在加强健脾利水，利小便而实大便。这正是"观其脉证，知犯何逆，随证治之"原则的体现。

中医其实是一门哲学，我们要想学好中医就得回归经典，重读《黄帝内经》《伤寒论》《温病学》等中医经典，进一步研读《易经》。学习经典也不是照搬照套，也需要我们在临床上的灵活变通。要达到国医大师梅国强教授所说"但师其法，不泥其方"的境界来解决急危重疑难病，就要把"中医之道"弄通，才能"以不变应万变"。西医学要好好学，作为一名现代中医，学好西医的理论和技术手段才能将两者融会贯通。临床上我们可以把西医的一些体征和检查的数据看作中医望闻问切之延伸，用中医的角度来看待西医的问题，这样诊病也会更有收获。

（整理：余妮；指导：余尚贞）

低热案

入院情况

温某，女，27岁。住院号：346397。2018年4月28日入院。

主诉：反复低热2年。

现病史：患者近2年反复出现低热，体温最高37.9℃，月经后发热症状可自行缓解，曾反复在江门各中医诊所就诊，经口服中药未见改善。曾在当地中心医院感染科住院治疗，行"骨髓穿刺术"等相关检查未见明显异常，以"发热查因"出院。出院后仍反复低热（腋温37.5~37.9℃）。现背部麻木不适半年，无疼痛，无心慌心悸，无咳嗽咳痰，间断有低热。舌淡，苔薄白，左脉弦滑数，右脉沉细数。

体格检查：体温37.9℃，心率90次/分，呼吸20次/分，血压122/79mmHg；心肺（－）；神经系统查体未见异常。

西医诊断：发热查因。

中医诊断：发热——气阴两虚夹瘀。

治法：益气养阴，活血化瘀。

处方：补中益气汤。

入院后完善血常规、二便常规、肿瘤标志物、免疫生化、自身抗体、胸椎 MRI、心脏彩超等检查均未见明显异常。入院后服汤药 1 周未见改善，于 5 月 5 日请省名中医余尚贞主任中医师会诊查房。

查房实录

余师：患者现在主要有什么问题？

医师：反复间断低热，体温波动在 37.5~37.9℃之间。

余师：怎样发热？有无恶寒？有无汗出？有什么特征？

患者：发热以午后为主，先有恶寒随后发热，皮肤自觉发冷，无明显汗出。来完月经后就不发热。

余师：有无口干口苦？

患者：有口干，无明显口苦。

余师：2 年前起病时大概是什么情况？

患者：2 年前从澳门回江门时，过海关，突然觉得皮肤一阵发凉当时正值月经期间。以后就反复有低热，怕冷。

余师：之前服用过什么中药？现在服用什么中药？

医师：既往曾在门诊服用过"桂枝汤""青蒿鳖甲汤"等，未见好转。目前服用补中益气汤，未见改善。

余师：患者左脉弦滑数，脉象不支持补中益气汤证。考虑患者经期受风，热入血室，先恶寒随后发热，舌淡，有齿痕，苔薄白，为虚象，脉弦滑数，为实象，虚实夹杂，往来寒热，辨病位在少阳。

辨证论治

辨证：邪在少阳。

治法：和解少阳。

处方：小柴胡汤。

柴胡 30g　　　姜半夏 12g　　　太子参 15g　　　黄芩 10g

大枣 20g　　　炙甘草 15g　　　生姜 15g

水煎服，每日 1 剂。

服药 7 剂后，患者无发热恶寒，2018 年 5 月 12 日出院。

门诊复诊（2018 年 6 月 7 日）：患者这几天下午仍见微恶寒，随后发热，但较前明显减轻，继守前方用 5 剂。嘱经前服用 5 剂，以巩固疗效。

四诊提炼

患者为青年女性，反复低热，午后发作，往来寒热，无汗，曾经期受风，反复发作，月经后好转，舌淡，苔薄白，左脉弦滑数，右脉沉细数。

按：《金匮要略·妇人杂病脉证并治》云："妇人中风，七八日续来寒热，发作有时，经水适断，此为热入血室，其血必结，故使如疟状，发作有时，小柴胡汤主之。"此患者 2 年前适逢经期受风后出现往来寒热，发有定时，经后缓解，左脉弦滑数，病程 2 年，病情反复，典型的"热入血室"证，为何之前辨证有误？其一，估计是因为大家对"病史"认识不清，"审证察因"不够。该病是如何得之，患者讲得很清楚，是我们没问出来。其二，如只看舌象，或只按右脉，可误以为补中益气汤证。其三，对"往来寒热，发作有时"的证候厘定不清，另每日下午发热，先恶寒后发热，不可以看作"如疟状"吗？如果对经典熟悉，对小柴胡汤的病机有深刻理解，对本低热病人的辨证并不难。

（整理：高芳瑜；修改：余尚贞）

发热案

入院情况

曾某，女，82岁。住院号：345265。2018年4月12日入院。

主诉：右下腹痛2天。

现病史：患者于2天前无明显诱因感右下腹部疼痛，呈阵发性隐痛不适，随后腹痛逐渐加重，为系统诊治入院。入院症见神清，急性痛苦病容，右下腹持续性胀痛，进行性加重，伴恶心呕吐，纳眠均差，大便秘结，小便正常。舌红，苔黄腻，脉弦。

体格检查：体温38℃，心率89次/分，呼吸20次/分，血压138/79mmHg。腹平，未见胃肠型及蠕动波，右下腹肌紧张，麦氏点压痛伴反跳痛，墨菲氏征（－），肝肾区无叩击痛，移动性浊音阴性。肠鸣音较弱，未闻及气过水声。腰大肌试验（－），闭孔内肌试验（－），结肠充气试验（－）。

中医诊断：腹痛——湿热蕴结。

西医诊断：腹痛（急性阑尾炎？），十二指肠憩室，右腹股沟疝。

病程记录

入院后完善相关检查，右下腹彩超示右下腹近回盲部肠管壁明显增厚及回声异常，肠管壁血流较丰富，肠管炎性病变与占位病变鉴别，建议进一步检查。CT平扫＋增强示回盲部及末端回肠肠壁肿胀增厚，外缘毛糙，肠管周围见少量积液，考虑炎性改变，建议治疗后复查。诊断为急性阑尾炎并周围脓肿，患者及其家属拒绝手术治疗，要求保守治疗。经普外科用大黄牡丹汤治疗后腹部压痛、反跳痛已基本消失，但精神纳食差。

4月20日普外科邀请余尚贞教授会诊，症见身体瘦弱，少气懒言，纳差，舌淡，苔薄白，脉沉细涩。会诊后予黄芪建中汤、大黄牡丹汤、桂枝茯苓丸三方合方加减，配合艾灸、督脉灸治疗。4月22日，家人诉胃纳好转，精神较前改善。

黄芪 15g	炙黄芪 20g	桂枝 10g	白芍 30g
干姜 15g	大枣 20g	炙甘草 10g	炒麦芽 10g
大黄 15g	牡丹皮 10g	冬瓜子 30g	桃仁 10g
赤芍 10g	茯苓 10g		

2剂，水煎服，日1剂。

4月24日，经过4天治疗患者体温从36.6℃上升至38.2℃，最高达39.2℃。随后患者及家属要求转入脑病科治疗，转入时患者神清，精神倦，中等热，体温38.9℃，间有恶心呕吐，右下腹痛较前明显缓解，纳眠差。

查房实录

余师：病人发热多少天了？

管床医师：从4月24日开始，到今天（4月26日）总共3天。体温最高39.2℃。

余师：你主要是感觉哪里不舒服？

家属：发烧，烧了几天了，没精神（患者神情稍痛苦，不欲言语）。

余师：怕冷吗？

患者：（点头）。

家属：要盖被子，有点怕冷。

余师：怕冷跟怕热一起出现？还是一阵寒一阵热？

家属：发烧之前有一阵怕冷，随后又发烧。

余师：有汗出吗？

家属：有。

余师：口苦口干吗？

家属：口干口苦不明显，喝水了一般。

余师：有咳嗽咳痰吗？

家属：没有。

余师：吃饭、睡觉好吗？

家属：吃不下，吃下去一点点也呕吐出来了。晚上睡觉也睡不了多久。

余师：伸出舌头看看（舌淡苔薄微黄），脉弦，重按无力的。

余师：大便怎么样？干还是烂？

家属：成形的。

四诊提炼

发热恶寒交替出现，呕吐，纳差，舌淡苔薄微黄，脉弦而无力。

辨证论治

为什么患者右下腹压痛、反跳痛、血常规化验数值高（白细胞总数 12.46×10^9/L）时患者没有发热或仅是低热？因为患者本正气亏虚（也是老百姓常说"烧都烧不起来"）。服用大黄牡丹汤后，腹痛症状基本改善，但出现精神差、纳差，表明通腑泄热后虽邪已祛但脾胃之气更虚。而黄芪建中汤、大黄牡丹汤、桂枝茯苓丸合方具有益气活血、托毒排脓的功效。服药2天同时配合艾灸、督脉灸治疗，纳食、精神改善。之所以24日开始出现发热，是由于患者正气逐渐恢复，而余邪未尽，正邪相争，故患者发热恶寒交替出现，即寒热往来（正气来复，阴病出阳），见"发热"不可急于"清热"。《伤寒论》379条云："呕而发热者，小柴胡汤主之。"参照梅国强国医大师"抓主证，参与病机"之经方运用思路据证用方，因此予小柴胡汤加减。具体处方如下。

柴胡 30g	姜半夏 10g	太子参 15g	炙甘草 15g
黄芩 15g	生姜 15g	大枣 15g	炒麦芽 30g
砂仁 10g	瓜子 30g		

中药2剂，每剂煎取200mL，温服。

观察患者分次温服后的病情变化，每次约200mL，约8:30时第一次服药，患者体温从39.2℃降至38.6℃；23:30时第二次服药，体温从38℃降至正常（36.6℃），自此到出院时体温均正常，未见发热。

按：柴胡汤临床应用范围极广，用之得当，效如桴鼓。小柴胡汤临床应用具有很强的个体经验性，历代医家在其临床运用过程中都总结其临床运用经验。虽是如此，但仍脱离不了经典理论，故应用诀窍在于因证思辨。

（整理：张家明；指导：余尚贞）

高热案

入院情况

陈某，女，20岁，我科住院患者。住院号：366778。2019年9月30日入院。

主诉：发热头痛伴四肢乏力3天。

现病史：2019年7月23日患者出现高热、头痛、关节红肿疼痛，在我院诊断为"视神经脊髓炎，系统性红斑狼疮"。患者5年前在外院被诊断为视神经脊髓炎，之后病情多次复发，反复予激素冲击等治疗，因长期激素维持，目前遗留左眼失明，四肢麻木无力，胸腹部及双下肢麻木无力甚，乳头以下浅深感觉及复合感觉减退，双下肢肌张力高，可抬离床面，活动欠灵活，站立行走困难，小便部分自控，大便需开塞露辅助解出。

既往史：有精神分裂病史多年，情绪不稳定，时有幻觉，时有被害妄想，时有不理睬人、拒绝服用药物、拒绝配合理疗情况，先服用奥氮平（5mg，口服，每日1次）、奥氮平（10mg，口服，每晚1次）。

患者家属要求纯中医治疗，遂邀请省名中医余尚贞主任中医师为其诊治。

一诊（2019年9月30日）：患者神志朦胧，精神差，面色晦暗，两颊泛红，发热，体温最高41℃，微恶寒，右侧偏身微汗出，四肢乏力，恶心欲呕，口苦，头痛头眩，肢体浮肿，四肢大关节肿大疼痛，心悸，脘腹部胀闷不舒，纳差，小便少，大便秘结，夜寐不实。舌质红，苔黄厚腻，脉沉数。

中医诊断：发热。

西医诊断：发热头痛查因（中暑神经系统感染？狼疮脑病？肺部感染？尿路感染？其他？），视神经脊髓炎，系统性红斑狼疮，精神分裂症，麻痹性肠梗阻。

辨证：少阳阳明合病。

治法：和解少阳，内泻热结。

处方①：大柴胡汤。

| 黄芩 20g | 柴胡 60g | 姜半夏 15g | 枳实 10g |
| 大黄 20g | 白芍 30g | 生姜 15g | 大枣 15g |

3 剂同煎，分 2 次温服，服后饮热稀粥。

处方②：大承气汤。

| 大黄 30g后下 | 芒硝 50g溶服 | 枳实 20g | 厚朴 20g |

水煎服，大便泻出即止。

并嘱少量多次饮温开水，坚持温水擦浴。

查房实录

9 月 30 号晚上七点查房，体温 40.5℃，右侧半身微汗，左侧不出汗，仍无大便，舌红，苔黄偏厚，脉弦滑细数。即以"龙砂开阖六气针法"针刺头部（图 17），十分钟全身微微汗出，体温开始下降。

二诊（2019 年 10 月 1 日）：患者神志朦胧，精神差，面色晦暗，两颊泛红，发热，体温最高 40.8℃，今日 11 时体温 39.3℃，余症同前，灌肠后解少量水样便，夜寐不实。舌质红，苔黄厚腻，脉沉数。

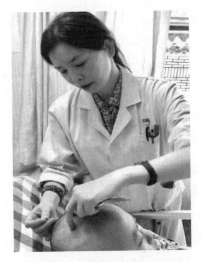

图 17　龙砂开阖六气针法

　　二诊诊断及治法同前，处方稍做调整（按大柴胡汤原方用量比例，加生白术），并予腹针辅助治疗（图 18）。并嘱少量多次饮温开水，坚持温水擦浴。

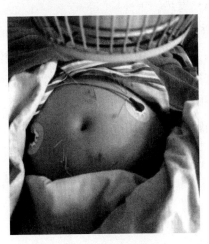

图 18　腹针治疗

处方①：大柴胡汤。

黄芩 15g	柴胡 40g	姜半夏 15g	枳实 25g
大黄 10g	白芍 15g	生姜 25g	大枣 20g
白术 30g			

3 剂同煎，分 2 次温服，服后饮热稀粥。

处方②：大承气汤。

大黄 30g后下	芒硝 50g溶服	枳实 20g	厚朴 20g

水煎服，大便泻出即止。

三诊（2019 年 10 月 2 日）：患者神清，精神较前好转，面色晦暗，两颊泛红，体温较前有所下降，昨日下午 3 时体温 38.6℃，至 7 时 37.3℃，今晨体温 38.8℃，遍身汗出，头痛头眩减轻，四肢乏力，恶心欲呕缓解，肢体浮肿减轻，关节肿大减轻，仍觉疼痛，心悸减轻，脘腹部胀闷减轻，纳差，小便可，解大量大便，夜寐不实。舌质红，苔黄稍干，脉沉细无力。

中医诊断：发热。

西医诊断：发热头痛查因（中暑神经系统感染？狼疮脑病？肺部感染？尿路感染？其他？），视神经脊髓炎，系统性红斑狼疮，精神分裂症，麻痹性肠梗阻。

辨证：少阳阳明合病兼气阴两伤。

治法：和解少阳，内泻热结兼补益气阴。

处方①：大柴胡汤加减。

黄芩 20g	柴胡 60g	姜半夏 15g	枳实 10g
大黄 20g	白芍 30g	生姜 15g	大枣 15g
白术 30g			

水煎服，分 2 次温服，服后饮热稀粥。

处方②：黄芪建中汤加增液汤加减。

黄芪 30g	桂枝 10g	甘草 10g	大枣 20g
苦杏仁 9g	生晒参 5g	西洋参 10g	白术 60g
白芍 40g	炒麦芽 35g	砂仁 15g	枳实 20g
麦冬 50g	生姜 10g	地黄 30g	玄参 15g

水煎服，日 1 剂，分 2 次温服。

四诊（2019 年 10 月 5 日）：患者神清，精神可，面色苍白，低热，体温波动于 37~38℃，微汗出，无头痛头眩，四肢乏力缓解，无恶心欲呕，肢体浮肿缓解，关节肿缓解，微疼痛，无心悸，脘腹部胀闷减轻，纳差，小便可，开塞露辅助通便，夜寐一般。舌质淡红，苔薄黄，脉沉细无力。

中医诊断：发热。

西医诊断：发热头痛查因（中暑神经系统感染？狼疮脑病？肺部感染？尿路感染？其他？），视神经脊髓炎，系统性红斑狼疮，精神分裂症，麻痹性肠梗阻。

辨证：气阴两伤。

治法：补益气阴。

处方：黄芪建中汤加增液汤加减。

黄芪 30g	桂枝 10g	甘草 10g	大枣 20g
苦杏仁 9g	生晒参 5g	西洋参 10g	白术 60g
白芍 40g	炒麦芽 35g	砂仁 15g	枳实 20g
麦冬 50g	生姜 10g	生地黄 30g	玄参 15g

水煎服，日 1 剂，分 2 次温服。

患者入院后体温变化如图 19。

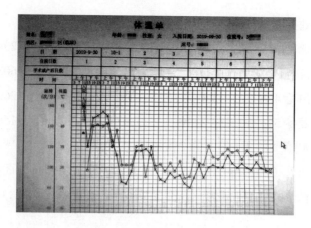

图 19　患者入院后体温变化

患者腹部变化对比（图 20）。

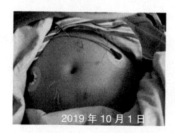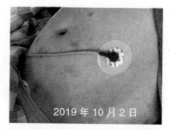

图 20　患者腹部变化

患者舌象变化对比（图 21）。

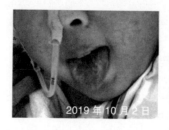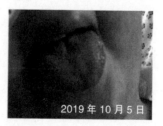

图 21　患者舌象变化

按：一诊见患者高热，微恶寒，欲呕，口苦，头痛头眩，脘腹部胀闷不舒（心下痞），说明邪在少阳；患者大便秘结，腑气不通，舌质红，苔黄厚腻，脉沉数，为病邪已入阳明，化热成实。故辨病为发热，辨证为少阳阳明合病，治疗当以和解少阳，内泻热结为法，方拟大柴胡汤加大承气汤加减。二诊见患者症状几同前相仿，按大柴胡原方比例以和解少阳，通降阳明泄热，加用大量白术辅助健脾通便。并予腹针辅助开太阴阖阳明，开太阳阖厥阴，转枢少阳少阴以助经气运行。三诊见患者热势明显下降，多症好转，但较之前，遍身汗出，苔黄稍干，脉沉细无力，恐热邪留滞，伤及气阴，故予大柴胡汤加减清热邪，黄芪建中汤加增液汤加减补益气阴。四诊见患者低热，诸症好转，舌质由红转淡红，苔由黄厚腻转薄黄，脉仍沉细无力，实热之邪渐弱，气阴两虚渐显现，故独用黄芪建中汤加增液汤加减补益气阴。方中大量白术可辅助通便泄热，苦杏仁可宣肺气达降腑气之功。且患者年纪尚小即罹患视神经脊髓炎、系统性红斑狼疮类免疫系统疾病，先后天均不足，且患者长期使用激素，伤及脾肾之气阴，故处方用药需全面顾及。

（整理：郭芙；指导：余尚贞）

二十二、余尚贞谈"无者求之"及临床运用思路

（原文发表于《广州中医药大学学报》2018 年 3 月第 35 卷第 2 期）

《素问·六节藏象论》的藏象观点认为，人的脏腑及其机能活动与表现于外的征象是紧密相连，相互反映的。如，心，其华在面，肾，其华在发等；同理，当由于外感、内伤等原因导致人体脏腑阴阳平衡失调时，其体内病变的征象亦能够在相应的外部反应出来。[1]正如《灵枢·本脏》所提出的"视其外应，以知其内者"；又如朱丹溪所提出的"诊于外者，斯以知其内"。[2]同时，运用现代科技对中医藏象理论的研究结果也表明，机体的症状、体征与相应脏腑阴阳相关。[3]而表现于外的征象，即症状和体征，正是中医辨证论治的落脚点。中医师通过对外在表现的综合分析，知常达变，司外揣内，了解脏腑的病变情况，探究其中的病理改变，即病机。

然而，临床上除了有诸内形诸外的情况外，还存在不形诸外，或者以相关或者罕见症状、证候的形式表现于外的情况。而面对这些特殊情况，医者在临床上难以辨证，甚至"无证可辨"及出现辨错证的情况，导致治法选择较困难或错误。余尚贞教授作为国家卫生部（现卫健委）临床重点专科、国家中医药管理局重点专科、江门市五邑中医院脑病科学术带头人，广

东省名中医，广东省首批名中医师承项目指导老师。其从事中医临床、科研30年，师从全国著名伤寒学者、国医大师梅国强教授，注重中医经典，潜心研究经方，师古而不泥古。认为中医治病，应先察其源，先候病机；对临床上遇到的非典型症状及非典型证候，应触类旁通，做到"无者求之"。余尚贞教授擅长运用经方治疗各种内科杂病，临床疗效显著。现将其在临床中对"无者求之"的理解及运用思路总结如下。

（一）历代医家对"有者求之，无者求之"的认识

"有者求之，无者求之"始自于《素问·至真要大论》："谨守病机，各司其属，有者求之，无者求之，盛者责之，虚者责之。"这24字是学习和领悟病机十九条的总纲领和准则。《医学纲目·阴阳脏腑部》认为其总结了病机十九条之义，为要旨中的要旨。在《素问玄机原病式》中，刘河间只采用病机十九条，认为若遗漏"有者求之，无者求之，盛者责之，虚者责之"这16个字，"犹有舟，无操舟之工；有兵，无将兵之帅"。[4]

历代医家对于"有者求之，无者求之"的具体含义及认识不一，主要有如下几种：①"有者"指病机十九条中记载的病症；"无者"指病机十九条中没有论述的病症。②"有""无"指虚实。《类经》中记载"有者言其实，无者言其虚"。清代张隐庵在《黄帝内经素问集注》中这样写道："有者，谓五脏之病气有余；无者，谓五脏之精气不足。"[4]③"有""无"指邪气存在与否。程士德主编的《内经讲义》解释为：有外邪的，当辨别是什么性质的邪气；没有外邪的，应寻找其他方面的病因。[1]《黄帝内经素问考证新释》《黄帝内经注评》也认

为"有""无"是指邪气的有无。[5] ④"有""无"指症状、体征表现形式明显与否，或者体现病机的症状隐藏深浅与否。临床上此种情况容易出现误诊，把寒证诊为热证，将热证诊为寒证。明代马莳在《黄帝内经素问注证发微》提出："故有其病化者，恐其气之假，故有者亦必求之。无其病化者，恐其邪隐于中，凡寒胜化火，燥胜化风，及寒伏反燥，热伏反厥之类，故无者亦必求之。"[6] ⑤"有""无"指有形与无形。清代高士宗在其撰写的《黄帝素问直解》中认为："有属形脏之有形者，当求之而得其真；无属气化之无形者，亦当求之而得其真。"[7]

（二）余尚贞教授对"无者求之"的理解与临床运用

1."无者求之"的理解及运用思路

余尚贞教授认为，"有者"是在临床表现上比较直观的证候，因此"求之"就相对容易。但是如何去"求""无者"，如何在无典型表现的证候中去伪求真，抽丝剥茧，就显得比较复杂，更能考验一名中医师的基础理论水平。余尚贞教授认为，"无者求之"指人体阴阳失衡超过其调节范围后，表现于外的症状与体征较为隐蔽，即临床表现特殊的、隐性的或相关的症状、体征，有时候甚至与直观的临床表现大相径庭。从这些隐性或相关的症状、体征中推测或确立疾病的病机，才是治疗的关键。

如何推测或确立其中病机，思路与方法并无定法，切入点较多。譬如：确立疾病的"定位"。中医辨证虽着眼于宏观，但均有"定位"的概念。这里"定位"不是指确定西医学的解剖位置，例如：气血津液辨证可知气、血、津、液的运行及虚损；脏腑辨证可知某一脏腑功能失调。这里面的"定位"颇有定性、定位双重意思。当"无证"可辨时，可从表里、经络、脏腑、气血阴阳等去考虑疾病的定位、定性，以疾病某一定位、定性为突破口，再去剖析其病机。"无者求之"还表现为重新认识，判定证候。临床疾病表现纷繁复杂，在主症表现特殊的情况下，辨证往往较困难。此时临床医生需要重新去认识、判定。而判断的方法，应从中医的基础理论中找到其突破口，去解释新的症状，得出新的证候。"无者求之"还可通过从其病史中寻找线索或者建立假设，进行诊断性治疗等。

2. 临证运用举隅

赵某，女，75 岁，于 2017 年 2 月 10 日就诊。

主诉： 热饮后流鼻涕半年余。

现病史： 患者半年前无明显诱因，出现每喝热饮后流鼻涕，鼻涕色白质清稀，量多，偶咽痒不适，纳眠可，大便正常，夜尿每晚 2 次。舌质淡暗伴瘀斑，苔薄白，脉滑数。

辨证： 营卫不和证。

治法： 调和营卫。

处方： 桂枝汤。

桂枝 15g　　炙甘草 10g　　白芍 15g　　大枣 20g
生姜 8 片（约 15g）

3 剂，每日 1 剂，水煎服。并嘱忌烟酒及辛辣生冷食物。

二诊（2017 年 2 月 14 日）： 热饮后鼻涕量较前减少，发作频次也减少，舌淡暗伴瘀斑，苔薄白，脉滑数。守前方，处方 3 剂，每日 1 剂，水煎服。医嘱同前。

三诊（2017年2月17日）：食用热饮、热食后流涕量明显减少，发作频次减少，精神可，舌淡暗伴瘀斑，苔薄白，脉滑略数。守前方以巩固疗效，处方3剂，每日1剂，水煎服。医嘱同前。

临证思路： 本案患者出现热饮后流鼻涕有半年余。患者主诉特别，且兼症不多，辨证较困难。《伤寒论》认为营卫不和时，卫外不固，营不内守，则常汗出。余尚贞教授以此为切入点，认为本案患者虽无汗出，可把热饮后流鼻涕症状视为常汗出的相关症状。原因有二：第一，鼻、皮毛与肺的生理病理关系密切。《素问·金匮真言论》言："入通于肺，开窍于鼻。"《素问·阴阳应象大论》言："肺主鼻……在体为皮毛……在窍为鼻，在味为辛。"《素问·宣明五气》言："五脏化液……肺为涕。"第二，《素问·阴阳应象大论》言："阴味出下窍，阳气出上窍……气味辛甘发散为阳。"热饮属阳，具有发散作用，助肺气宣发，其作用犹如《伤寒论》中服桂枝汤后啜热稀粥助药力发汗一般。每服热饮，若皮毛汗孔开放则汗出，今患者不汗出反流涕，可作为汗出的另一种表现形式。而且《灵枢·经脉》言："肺手太阴之脉，起于中焦，下络大肠，还循胃口，上膈属肺。"热饮入胃，通过经络的传导，上膈传于肺，通于鼻窍，故饮热饮后流鼻涕。又如临床上一些哮喘患者一旦喝冷饮后哮喘发作，这正是因为手太阴肺经的循行把中焦脾胃与肺卫密切联系起来的缘故，寒饮入胃，传至肺卫，致营卫失和，则哮喘发作。

余尚贞教授之所以以营卫不和作为切入点，原因包括：第一，患者无恶寒发热，无脉浮，无明显的寒热表现，故排除太阳中风、太阳伤寒及表郁轻证；第二，患者无咳嗽气喘、无身痛呕利、无胸满烦躁、无小便不利等表现，故排除向肺、胃等传变及太阳腑证；第三，结合鼻、皮毛与肺的生理病理关系密切及经络传变，可推断患者病变在肺经，影响营卫，致营卫不和，故热饮后流涕。余尚贞教授认为虽然患者临床表现与通常不一样，如营卫不和通常表现为常汗出，而本案表现为热饮后常流鼻涕，但其病机与营卫不和之汗出病机一致。故诊断为营卫不和证，治疗时用桂枝汤以调和营卫。

3. "无者求之"体现了治未病理念

治未病思想源自《黄帝内经》。治未病包含4种状态：未病防病、欲病救萌、已病防病、瘥后调摄。[8]余尚贞教授认为上工治未病，医者应当减少患者到医院治疗的次数，且应教会患者辨识病情及防治疾病的基本常识。余尚贞教授认为"无者求之"对疾病病机的内在探索体现了治未病的治疗理念，是实现治未病的一种重要手段。

（1）"无者求之"与欲病先防

中西医对疾病认识不同，但两者均有对病前状态的认识。病前状态指患者有自觉症状，或者无自觉症状但经西医学检测发现某些指标异常，但尚未达到疾病诊断标准，若此种情况下求助于医生，医生往往难以做出恰当的诊断与处理。[9]这是疾病的萌芽阶段，临床症状轻微甚至缺乏，未达到西医诊断标准，从中医角度来说就属于"无证可辨"。因此要欲病先防，就要做到"无者求之"，在中医的基础理论指导下，去求其"证"，去预判疾病的发生，从而采取恰当的措施。如《素问·刺热》记载："心热病者，颜先赤……病虽未发，见赤色者刺之，名曰治未病。"

（2）"无者求之"与已病防变、瘥后调摄

生命是一个过程，疾病亦是一个过程。疾病在正气与邪气作用下，不断发生变化。因此，在治疗过程中，需识别疾病的传变规律，从而截断其传变途径。而这更需要医者从未出现的隐性的"证"中做到无者求之，从而做出预防手段，达到已病防变的目的。最为人熟悉的就是"夫治未病者，见肝之病，知肝传脾，当先实脾"，以及清代叶天士的"先安未受邪之地"的防变观点。

综上，本研究在对"有者求之，无者求之"的历代各种主要学术认识的整理基础上，对余尚贞关于"无者求之"观点及临床运用思路进行阐释与总结。旨在启发医者的临床辨证思路：在面对无特异性症状体征时，如何去预判阴性或者相关的症状、体征，如何寻找隐藏于其中的病机，灵活地辨证论治。余尚贞认为，中医经典是中医的根，是中医的灵魂；"无者求之"不是靠"空想"而来，是在谙熟中医经典的基础上，做到经典回归临床，才能做到"求之"。

参考文献

［1］程士德.内经讲义［M］.上海：上海科学技术出版社，
　　1984：44，101–102.

［2］高新彦，焦俊英，冯群虎，等.丹溪心法评注［M］.西安：
　　三秦出版社，2005：9–11.

［3］王鸿谟，张栋.中医色诊学定位与红外热象数字化研
　　究［J］.世界科学技术：中医药现代化，2004，6（4）：
　　26–32.

［4］张隐庵.黄帝内经素问集注［M］.上海：上海科学技术
　　出版社，1959：357–358.

［5］申洪砚，周海平.黄帝内经素问考证新释［M］.北京：中
　　国古籍出版社，2009：553–554.

［6］马莳.黄帝内经素问注证发微［M］.北京：人民卫生出
　　版社，1998：634.

［7］高士宗.黄帝素问直解［M］.北京：科学技术文献出版社，
　　1982：984.

［8］姜惟，童园园.“治未病”的含义［J］.南京中医药大学学报，
　　2002，18（4）：209.

［9］鲁遂荣，方学韫.病前状态——医学研究的一个新领域
　　［J］.医学与哲学，1983（3）：13.